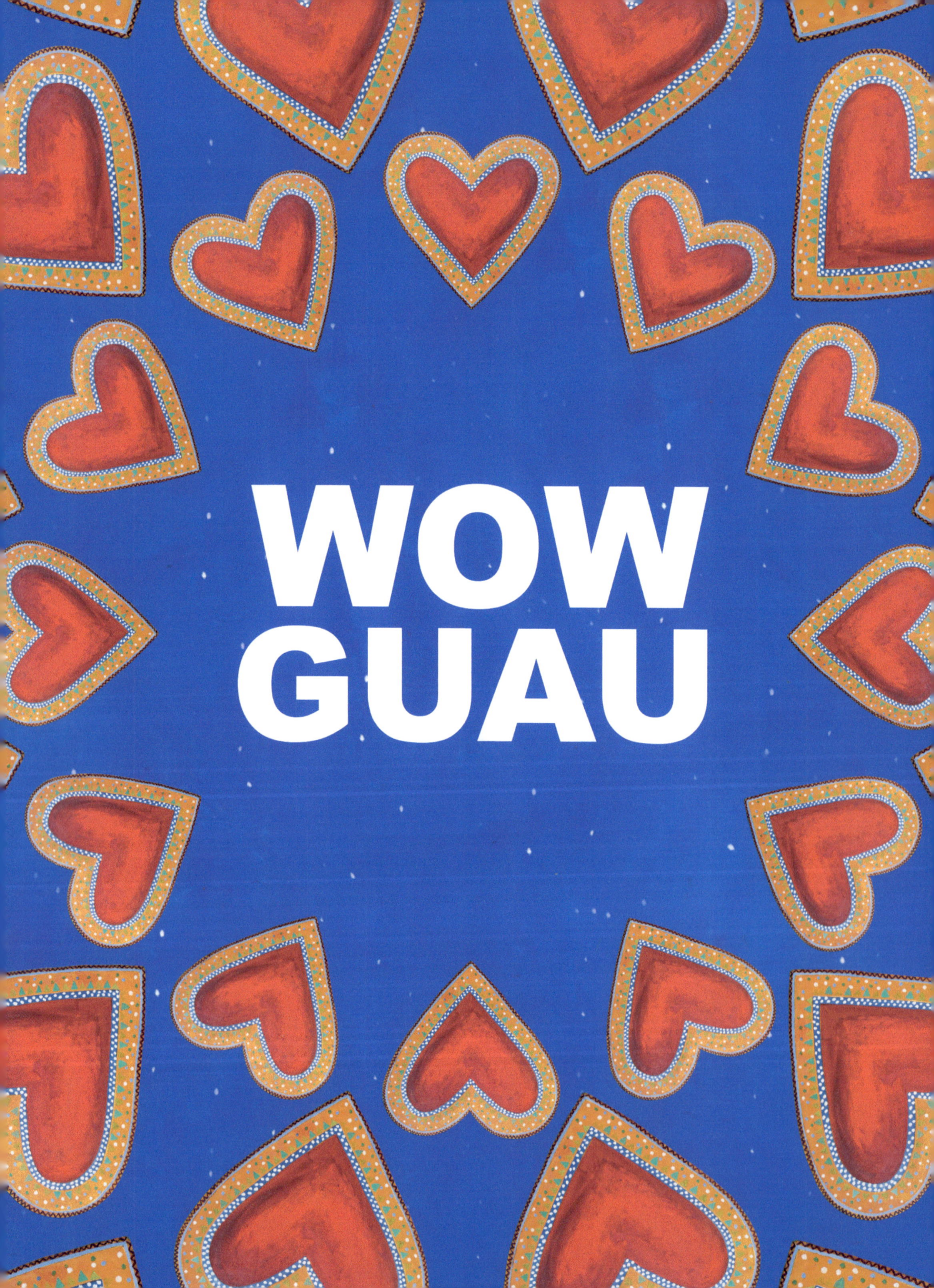

GUAU del Cuerpo Mágico

… un libro de referencia inusual de la forma humana, geometría y su conexión con el universo.

Por: Nanette E. Hayles

Este libro está dedicado a TODOS los que han buscado, están buscando y buscarán la VERDAD.

Pregunta…
¿Es usted un cuerpo humano que tiene experiencias espirituales ocasionales o Es usted un ser espiritual experimentando tener un cuerpo humano?

Una repuestra parcial:
Cuando está dormido, ¿no identifica si es hombre o mujer, humano o una planta, judía (o) o palestina (o), de Marte o de la Tierra, hambriento (a) o lleno (a), educada (o) o ignorante, negro o blanco, Hitler o Buda? Piense en ello.

COPYRIGHT © 2018 by Nanette E. Hayles
Derechos © 2018 por Nanette E. Hayles

WOW of the Magical Body/GUAU del Cuerpo Mágico

Library of Congress United States (con derechos internacionales en México)
Biblioteca del Congreso de Estados Unidos.

Todos los derechos reservados. Esta publicación no puede ser reproducida ni en su totalidad ni en partes, en ninguna forma o algún medio sin previo permiso escrito por el autor. All rights reserved, including right to reproduce this book in portions there of in any form whatsoever without prior written permission of author.

Nota: El autor alienta el uso correcto con su debido reconocimiento y los de la biografía. Se recomienda que use y comparta partes breves de la información contenida en este libro, incluidos dibujos con fines espirituales y educativos únicamente. (No para fines de venta, reimpresión o distribución).

Note: Author encourages Fair Use with proper acknowledgement of author and those in the biography one is encouraged to use and share brief portions of the information contained in this book including drawings for spiritual and educational purposes only. (Not for sale, reprint or distribution purposes).

Disponible libro electrónico en Español: Ingram Spark IBSN 978-0-9986666-4-8
Primera Publicación 2019: Ingram Spark IBSN 978-0-9986666-5-5
Imprimir E.E.U.U.

Available ebooks English version: IBSN 987-0-9986666-2-4 Ingram Spark
First Publication 2019: Ingram Spark POD (print on demand) books IBSN 978-0-9986666-3-1
Printed in USA

GUAU del Cuerpo Mágico

Continúe sus experiencias de "GUAU de los Corazones" a "GUAU del Cuerpo Mágico".

En "GUAU de los Corazones" ha aprendido una manera de tranquilizar la mente y vivir más de su corazón. Con estas *herramientas* para escuchar la sabiduría y la voz de su propio interior, podemos aplicar lo que hemos aprendido y continuar nuestro conocimiento con "GUAU del Cuerpo Mágico". Viajaremos por nuestro propio cuerpo y descubriremos qué función realiza cada parte a través de nuestro viaje, descubriremos la magia, su conexión con la geometría y el mundo. Con este conocimiento podemos despertar nuestras habilidades innatas, participar activamente en las funciones de nuestro cuerpo, mismas que pueden mejorar y maximizar directamente nuestra salud y nuestras vidas. Este es un paso integral para sanar también nuestros espíritus y el planeta.

Índice

Parte 1 Fundamentos de la Geometría Sagrada
Cómo se relaciona con la vida y el cuerpo humano

Proporción del PHI: El croquis de la vida (línea unidimensional)	13
Secuencia Fibonacci	13
Fibonacci o Espiral Dorada (plano tridimensional)	14
Rectángulo de medios dorados (plano bidimensional)	15
Relación PHI del cuerpo humano	16
Manifiestos de la creación:	
1. Primeros 7 días: Génesis /Flor de la Vida	17
2. Huevo de la Vida, Semilla de la Vida y el Fruto de la Vida	18
3. Flor de la Vida (extensión)	19
La creación continúa manifestándose: los elementos	
1. El Cubo Metatrón	19
2. Sólidos Platónicos	20
3. Pilares de la Vida	21
Lenguaje Universal, Matemáticas y Geometría	22
ADN, salud y epigenética	23

Parte 2 Glándulas o el Sistema Endocrino del Cuerpo Humano

Glándulas suprarrenales	27
Gónadas (masculina y femenina)	29
Glándula del páncreas	31
Glándula timo	33
Glándula de la tiroides	35
Glándula paratiroides	37
Glándula hipotálamo	38
Glándula pituitaria	39
Glándula pineal	40

Índice

Parte 3 Órganos del Cuerpo
    Cerebro: el sistema nervioso del cuerpo humano — 43
    Corazón: el sistema circulatorio — 45
    Pulmones: el sistema respiratorio — 49
    Hígado: el sistema digestivo — 50
    Bazo: sistema linfático — 51
    Vesícula biliar: sistema digestivo — 52
    Estómago: papel clave en el sistema digestivo — 53
    Intestino delgado, intestino grueso (colon, recto, ano) sistema digestivo — 54
    Riñones: el sistema urinario — 57
    Vejiga, uretra, uréteres: papeles clave en el sistema urinario — 59
    Sistema Reproductivo
        Órganos femeninos: vagina, clítoris, vulva, útero, cuello uterino, senos — 60
        Órganos masculinos: pene, sacos testiculares, próstata — 61
        Procreación — 62

Parte 4 Frecuencia de Ondas (Hertz) y Ondas de Luz (nanómetros) Espectros
    Espectro completo conocido — 68
    Nuestro espectro — 68
    Frecuencia, longitud de onda y escalas protónicas — 69
    Colores, escala musical y emociones — 70
    Vibración en las emociones humanas — 71
    Matisse encuentra la forma — 72

Parte 5 Escuelas de la sabiduría antigua
    Kabbalah y los 13 Sephirot — 75
    Los Tres Pilares de la Vida — 86
    Árbol de la Vida Invertido — 88

Parte 6 Apéndice al libro 1, GUAU del Corazón — 92
    Prácticas para realizar junto con la meditación — 93

Prefacio

"Estamos en un proceso de desaprendizaje... un paso crucial y necesario para crear un espacio para la Verdad".

El propósito de este libro es explorar, exponer y potenciar la magia de nuestros cuerpos y sus otras conexiones. "GUAU del Cuerpo Mágico" es para todos y es más que un simple libro de referencia. Continuará respondiendo preguntas a medida que crecemos y desarrollemos, proporcionando conocimiento a nuestras crecientes curiosidades. Obviamente, no es la respuesta a todas las preguntas, ya que el cuerpo es un organismo altamente complejo, sujeto al medio ambiente y sus campos etéreo, mental, emocional y espiritual. Este libro presentará varias perspectivas para su consideración que pueden ayudarle a moverse a través de la información y brindarle una mejor comprensión del cuerpo y algunos de sus aspectos interesantes. Hay quienes pueden encontrar el libro un poco controvertido porque me he tomado la libertad de conectar puntos que muchas personas, quienes viven en la caja, no considerarán conectados o relacionados. Estas conexiones que he descubierto, hacen que nuestras formas humanas y toda la creación sean más mágicas. La relación de PHI, por ejemplo, es una de esas conexiones. Esta relación existe en toda la naturaleza. En la historia, el PHI se conoce básicamente a través de artistas y arquitectos que han copiado esta fuente de planos y la han utilizado en algunas de sus propias creaciones. Pero la relación de PHI fue conocida y utilizada miles de años antes de que los artistas y arquitectos recientes lo revivieran y lo hicieran más evidente por el público. Las famosas y grandes pirámides de Giza en Egipto y el Templo de Salomón son solo dos ejemplos del antiguo uso del PHI. En nuestra historia más reciente, las pinturas de Leonardo Da Vinci y algunas de las arquitecturas modernas de I.M. Pei reflejan el conocimiento y el uso de PHI.

También he intentado proporcionar otras formas de pensar que empoderan y promueven la salud. Una de estas formas es reconsiderar lo siguiente: la enfermedad física que le sucede al cuerpo es en realidad la manifestación o el efecto de otra cosa que causó esa enfermedad. La enfermedad es en realidad el resultado de no abordar o escuchar ese algo de un área específica del cuerpo o la mente que está tratando de llamar nuestra atención. La causa casi siempre se manifiesta por la enfermedad más profunda y primaria que existe dentro de los campos áuricos mentales y emocionales de nuestra forma física. La enfermedad se origina en la mente o primero en las emociones, como el punto de origen. Entonces se manifiesta físicamente en el cuerpo. La enfermedad no ocurre al revés de la materia, entonces la mente. Mente-pensamiento (plano), en este caso, la enfermedad siempre precede a la manifestiación.

Esta forma de pensar y acercarse a la enfermedad es cada vez más aceptada en Occidente. La incredulidad o el rechazo de esta posibilidad pueden causar una disonancia cognitiva en la que la mente puede no querer reconsiderar otras formas en que puede manifestarse la enfermedad. En cambio, continuamos aferrándonos a la noción actual del origen de ella. Sin embargo, por favor reconsidere relajar la mente; respire y deje que otra forma entre en su conciencia. Quizás juegue con la nueva idea e imagine las posibilidades que la rodean. Estas batallas de disonancia cognitiva, de estirar o expandir nuestra mente para abrirnos un poco más a otras formas de pensar, pueden en realidad ser momentos de profundas realizaciones.

Encontraremos que cuando imaginamos, existen más posibilidades. Luego podemos utilizar e integrar más de nuestras propias facultades superiores para decidir qué ideas parecen plausibles, factibles, útiles y más satisfactorias, y cuáles no. Este proceso promueve el crecimiento interno y valida la investigación adicional dentro del Sí mismo, el lugar donde todas las respuestas son verdaderas y, en última instancia, se encuentran. Descubriremos que estos momentos pueden ser nuestros mayores triunfos en la expansión de nuestra conciencia; exponiéndonos y abriéndonos a un camino que nos puede ayudar a recordar y descubrir más de lo que realmente somos.

Este proyecto tomó casi cinco años. Originalmente era un libro de referencia que definiría y mostraría las partes del cuerpo en relación con los chakras básicos, pero evolucionó a algo mucho más que la visión original. A medida que investigué los estudios alternativos del cuerpo, a diferencia del enfoque generalizado de solución rota y reparación, sabía que tenía que incluir la proporción de PHI, el pilar de la vida, la frecuencia, el árbol de la vida invertido, la Kabbalah y sus 13 Sephiroth. Cada aspecto estudiado permitió que mi voluntad interna no solo entendiera, sino que también experimentara algunas de las nuevas revelaciones de estos estudios. Ciertas partes del libro tuvieron que reescribirse a medida que mi claridad y comprensión evolucionaron. Intuitivamente sentí que con cada conexión, había una luz que revelaba otro aspecto más profundo de la misma verdad. Algunas de las conexiones con la verdad expuesta son que existe un orden básico de las cosas o la materia, una estructura o leyes que son moldes para las esculturas de la vida. Podemos elegir estar en armonía con esas leyes o escoger de otra manera. Otra verdad re-expuesta es la naturaleza dualista de este reino de la Tierra 3D. Debemos darnos cuenta y aceptar que por ahora no tenemos control sobre este aspecto de la vida. Pero podemos y tenemos, ahora mismo, que tener control sobre nosotros mismos. Nuestro mundo puede cambiar y lo hará solo cuando evolucionemos individual y colectivamente. Los antiguos nos ofrecieron una salida, una forma de maniobrar a través del balanceo del péndulo, el ir y venir de la polaridad que prevalece en este mundo.

La Kabbalah ofrece una salida o una forma *interna* del constante bombardeo del columpio a través de enseñanzas que le dan poder, no para cambiar el mundo, sino para cambiarse a sí mismo; evolucionar, transformar la energía y la frecuencia de uno para que resuene en el ámbito de las emociones superiores de comprensión, aprecio, perdón y compasión. Cada uno de los Sephiroth representa otro aspecto de quiénes somos y el poder que cada uno posee ya está dentro de nosotros. Para despertarlo debemos tener el deseo, el impulso y la voluntad de quererlo, la reconexión con lo Divino. De lo contrario, estamos sujetos a la polaridad y su oscilación del péndulo. A través del establecimiento de ecuanimidad, encontramos una base sólida para reconectar nuestros campos áuricos de cuerpo, mente, emociones con espíritu, mejorando no solo nuestra salud personal, sino también contribuyendo a la salud general de nuestra familia colectiva. Espero que algunas de estas formas alternativas presentadas en el libro se consideren y utilicen en la propia investigación del Sí mismo y todo lo que el Yo abarca. También es importante reconsiderar los aspectos de la autogestión y la función en nuestros respectivos entornos actuales.

Para concluir, hay una simplicidad y serenidad que he experimentado en la vida al observar animales especialmente, y a los humanos de vez en cuando. De alguna manera, los rasgos que definen nuestro entorno humano colectivo han cambiado e intensificado su dirección lejos de la simplicidad y la serenidad. En la actualidad, los enfoques que dominan y tienen prioridad dentro de nuestras culturas son la intensa adrenalina y el estrés que generan rasgos competitivos. Estos rasgos se ven reforzados por nuestras profundas y cuestionables adicciones al *drama* y nuestras diversas formas de estar *entretenidos*. Nuestras diferencias son amplificadas, exageradas y dominan nuestro pensamiento y nuestras acciones. Hemos perdido y no somos conscientes de los rasgos que compartimos en común. No tenemos tolerancia colectiva y desconocemos nuestra civilidad, integridad y sentido del bien y el mal. En cambio, el poder se admira independientemente de cómo se logró o se está logrando. Se promueve el conflicto, la guerra y también el control de los demás. Los otros son despojados de su sentido de sí mismos y sistemáticamente unidos y dependientes; Física, mental, emocional y espiritualmente. No hay excepciones ni accidentes; Fue creado de esta manera por diseño y regla. Estas acciones socavan, prohíben y restringen directamente nuestras experiencias de serenidad y simplicidad, las necesidades y derechos básicos de todos los seres.

...Entonces, por ahora, le pido que pare por un momento, respire y considere e imagine... la magia de una bandada de pájaros volando y moviéndose como uno... un banco de peces nadando y moviéndose como uno... una manada de caballos en un campo abierto galopando como uno... una manada de delfines saltando y jugando en el agua como uno solo. Se mueven como uno solo, nadie queda afuera, nadie está abandonado... y cuando se detienen a comer, beber, descansar y arreglarse, jugar, trabajar o simplemente ser; cada uno es su yo individual, estando juntos. Vale la pena mencionar esta analogía porque muchas de nuestras enfermedades colectivas son creadas y perpetuadas por nuestros entornos culturales colectivos, donde muchas son abandonadas y excluidas. Quizás deberíamos seguir los caminos de nuestros semejantes y detener el círculo vicioso que cada persona está facultada para minimizar. Colectivamente, minimizamos la exclusión asumiendo la responsabilidad de nuestra evolución personal, que siempre conducirá a la inclusión.

Este libro viene equipado con una caja potencial de herramientas, donde cada una puede hacer algo: extraer un mal hábito, ajustar o retocar una emoción que ya no sirve, elaborar ideas alternativas y encarnar aquellas que resuenen con usted. En otras palabras, elija corregir de forma auténtica aquellas fallas que se revelan y que bloquean, disminuyen o carecen de conciencia del Sí mismo. A través de nuestros propios esfuerzos para volvernos más conscientes, comenzamos a identificar aquellas partes nuestras que se interponen en el camino, que evitan que la conciencia emergente se manifieste. A medida que resolvemos esos aspectos que se interponen en el camino, reconectamos la mente y el corazón con el espíritu. Permitir que el Yo emerja se basa puramente en nuestra capacidad de volvernos más y más conscientes. Nuestra divinidad ya está allí; la sacamos adelante desbloqueando, despejando un camino y permitiendo que la conciencia superior emerja y se manifieste primero en nuestras vidas. A medida que nos volvemos más conscientes, la reflexión correspondiente se hará más y más evidente en nuestro mundo. Un mundo más consciente es, será y solo puede SER a través de nuestros propios esfuerzos. No hay otra manera.

Parte 1. Fundamentos de la Geometría Sagrada
Cómo se relaciona con la vida y el cuerpo humano

    Proporción del PHI: El Croquis de la Vida (línea unidimensional)
    Secuencia Fibonacci
    Fibonacci o Espiral Dorada (plano tridimensional)
    Rectángulo de medios dorados (plano bidimensional)
    Relación PHI del cuerpo humano
    Manifiestos de la creación:
        1. Primeros 7 días: el Génesis
        2. Huevo de la vida, Semilla de la Vida y el Fruto de la Vida
        3. Flor de la Vida
    La creación continúa manifestándose: los elementos
        1. El Cubo Metatrón
        2. Sólidos Platónicos
        3. Pilares de la Vida
    Lenguaje Universal, las Matemáticas y la Geometría
    ADN, salud y epigenética

Radio PHI, el "Croquis" de la Vida

La línea unidimensional.

Cuando hablamos sobre el cuerpo humano, el cuerpo del animal o la estructura de las plantas y TODO lo que tiene vida en su interior, sin hablar de su relación con el PHI, estamos dejando de lado los aspectos más importantes de lo que compartimos y tenemos en común. PHI, a lo largo de la historia se ha expresado en los siguientes términos: proporción divina o dorada, el rectángulo medio dorado, la proporción o corte divino, la sección dorada o aurea. El PHI es puramente matemática y es la base de las formas geométricas; es en realidad como el "croquis" de todo en la naturaleza, en los macro y micro mundos de la vida. Cualquier persona, no solo un matemático, puede comprender y experimentar visualmente la maravilla del PHI. ¡Muchos grandes arquitectos y artistas lo han utilizado en sus obras!. Las relaciones de PHI incluso aparecen en las órbitas de algunos planetas, especialmente entre la Tierra con Venus y Júpiter con Saturno. Las órbitas de estos dos conjuntos de planetas forman hermosos patrones geométricos basados en el PHI. Su simple belleza consiste en sólo una línea dividida exactamente en el lugar correcto. ¡Las estructuras del cuerpo humano, elefante, ballena, gato, rana, plantas y árboles TODOS tienen dicha relación utilizada en el diseño de sus respectivas formas!.

Toda la naturaleza está en el PHI, directamente en proporción consigo misma y con todo lo demás. La misma escala matemática PHI se utiliza, se arregla o modela de manera diferente dependiendo de la estructura de la forma. Esta línea (ver debajo) es la línea divina y descubriremos juntos otras formas en que se usa.

.618   .382   1

Secuencia Fibonacci (está basada en PHI):

La secuencia de Fibonacci es una secuencia de números basada en la adición de los dos últimos números comenzando con (1 y 1= 2). Entonces tenemos 1 + 2 = 3. Dónde (2 + 3 = 5). Entonces (3 + 5 = 8). Entonces (5 + 8 = 13). Entonces (8 + 13= 21). Entonces (13 + 21) = 34. Entonces 21 + 34 = 55... 34 + 55 = 89 ... 55 + 89 = 144. Por lo tanto, la secuencia Fibonacci es 1,2,3,5,8,13,21,34,55,89,144...

La secuencia continúa en la dirección positiva y en la dirección negativa. Las secuencias Fibonacci también son fractales en la forma en que el ADN (en dirección micro o negativa) se reorganiza y se auto organiza a medida que nos volvemos más sanos. También es la forma en que la naturaleza se organiza cuando hay muchas cosas similares, como las semillas en un girasol; puede organizar sus semillas basándose en los fractales de la secuencia Fibonacci. (vea el glosario al comienzo de la parte 4 para el fractal). Ésta relación del PHI es el "croquis" de cómo un árbol organiza su estructura: tronco, ramas principales, ramas, ramitas e incluso hojas. También se utiliza en la disposición de pétalos en flores, piñas, brócoli y muchos más. Esta secuencia es utilizada por la naturaleza para organizar o colocar sus respectivas partes de una manera que contribuye a la estructura total de su forma respectiva.

Fibonacci fue un matemático italiano que vivió alrededor de 1170. Mediante la observación de la naturaleza descubrió este patrón, fue el "primero" en escribirlo y compartirlo con el mundo moderno. Pero la historia ha comprobado que muchas civilizaciones antiguas ya tenían este conocimiento. Podemos ver evidencia de ello en su arte y arquitectura, principalmente pirámides o antiguos sitios arqueológicos. La cerámica antigua y los artefactos también reflejan el conocimiento de esta secuencia.

La espiral Fibonacci está basada en PHI, es el vórtice 3D del rectángulo dorado.
Las porciones CUADRADAS del rectángulo a continuación forman una espiral, si comenzamos a dibujar las líneas curvas iniciando desde los cuadrados negros más pequeños. Empiece con los dos cuadrados individuales (Figura 1). Los números de Fibonacci están en rojo.
(1 y 1) es igual a 2, siguiendo la línea roja de cuadrado a cuadrado (figura 1 y 2).

$$1 + 2 = 3 \text{ siguiente cuadro}$$
$$2 + 3 = 5 \text{ siguiente cuadro}$$
$$3 + 5 = 8 \text{ siguiente cuadro}$$
$$5 + 8 = 13 \text{ siguiente cuadro}$$

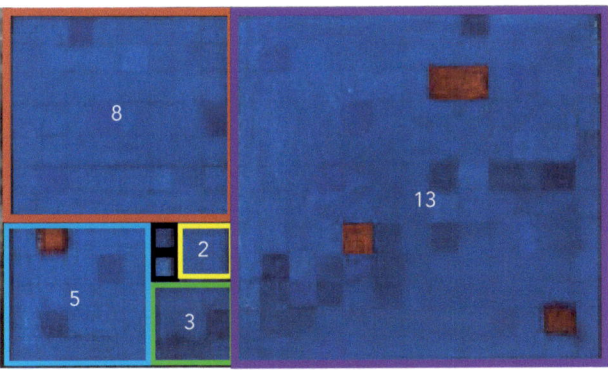

Figura 1. Rectángulo Dorado (2D)

Figura 2. Vórtice Fibonacci o Espiral Dorada (3D)

Este patrón continúa al agregar los últimos dos dígitos en el mundo macro y también sigue desde los 2 (1 + 1) cuadrados negros en dirección negativa o micro (Figura 3).
Otra forma de ver esta espiral, es comenzar desde el mismo lugar (1, 1) cuadrados negros individuales. Curva en la caja amarilla, que son 2x2 mini cuadros. Curva en la caja cuadrada verde con mini cuadrados de 3x3. Curva en el cuadro azul de 5x5 mini cuadros. Curva en el cuadro rojo que es 8x8 mini cuadrados y curva en la caja violeta, la más grande que es 13x13 mini cuadrados.

Macro y Micro Mundos
Este patrón espiral de PHI existe en el micro mundo de nuestro ADN y macro mundos de conchas marinas, la forma de un huracán, un tornado y la espiral de las galaxias. Ver fig. 3.

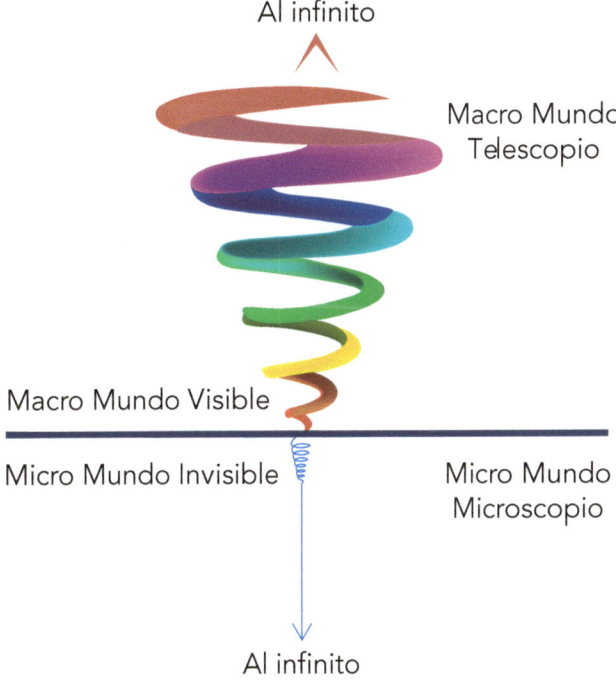

Figura 3. Vista lateral de la Espiral Dorada de los macro y micro mundos.

Rectángulo medio de oro (plano bidimensional basado en PHI)

Tome un cuadrado y coloque un compás en el medio de la línea inferior del cuadrado (vea la línea inclinada punteada, figura 3A) y proceda a dibujar un círculo alineando, las esquinas superiores del cuadro, se formará un rectángulo a cada lado de él. ¡El cuadrado más uno de los rectángulos que acaba de dibujar significa rectángulo dorado!. Además, el otro rectángulo de color violeta (en la Figura 3A) también es un rectángulo dorado. Si dentro del mismo rectángulo dorado traza un cuadrado (turquesa), se obtendrá otro rectángulo igual (rectángulo en rojo). Este patrón puede continuar hasta el infinito en ambas direcciones, los mundos micro y macro. Las relaciones de PHI también existen en un Triángulo de Oro y en el pentágono dorado (figura 4).

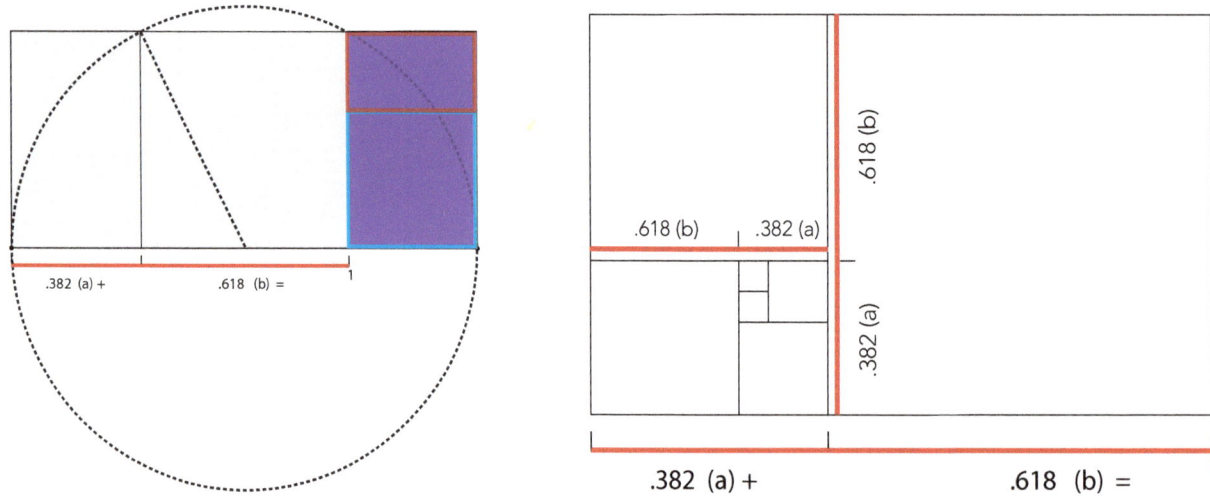

Figura 3A. Como encontrar el rectángulo dorado.   Figura 3B. El rectángulo dorado (extraído de 3A).

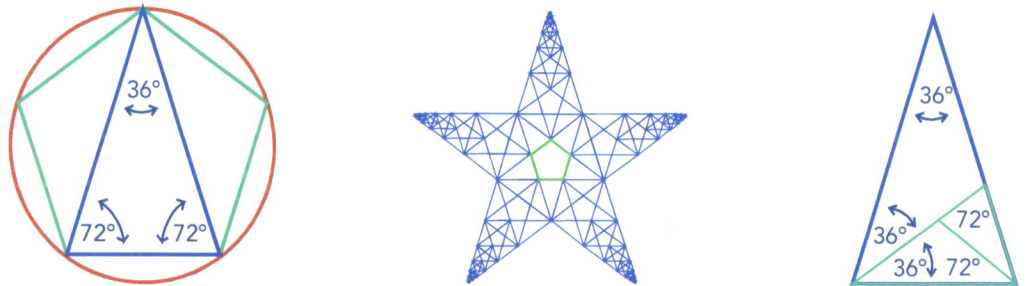

Figura 4. El pentagrama dorado y el triángulo dorado.

Muchos antiguos, así como arquitectos modernos han utilizado históricamente el rectángulo medio de oro. Este rectángulo se puede encontrar en la arquitectura de muchas culturas en todo el mundo, desde las pirámides egipcias hasta los antiguos templos de Camboya en Japón. También se puede encontrar en las mezquitas de Medio Oriente, los templos mayas de México, los edificios de los antiguos romanos y griegos... hasta las imponentes catedrales góticas de la Europa medieval y renacentista.

Uno de los arquitectos más respetados de nuestro tiempo, nació en China. Su nombre es Mei Pei y fue responsable de las estructuras adicionales al Museo del Louvre en París. Utilizó el "croquis" de PHI en muchas de sus obras. Muchos artistas también utilizan este patrón como diseño en sus composiciones de pintura. Leonardo da Vinci lo usó en la Última Cena, la Mona Lisa y Madonna de las Rocas, así como otras obras de invenciones científicas.

Lo Divino o Proporción Áurea de la forma del Cuerpo Humano

Lo Divino o proporción áurea tiene que ver con las proporciones de una sección que están en armonía matemáticamente con otra sección de sí mismo. Podemos verlo en todas partes porque PHI se expresa en las estructuras corporales de cada planta, animal y humano. Lo puede ver en las proporciones de PHI expresadas en el cuerpo humano a continuación.

Nota: Las proporciones divinas pueden no estar en el MISMO orden para cada parte o porción pero siempre utiliza las MISMAS proporciones para la propia escala basada en PHI. Escala desde el tamaño de un insecto o más pequeño, al tamaño de una ballena o más grande y todo entre ellos.

    a. Relación del cuerpo humano como un todo
    b. Relación de antebrazo, mano y dedos
    c. Proporción de la cadena del ADN humano

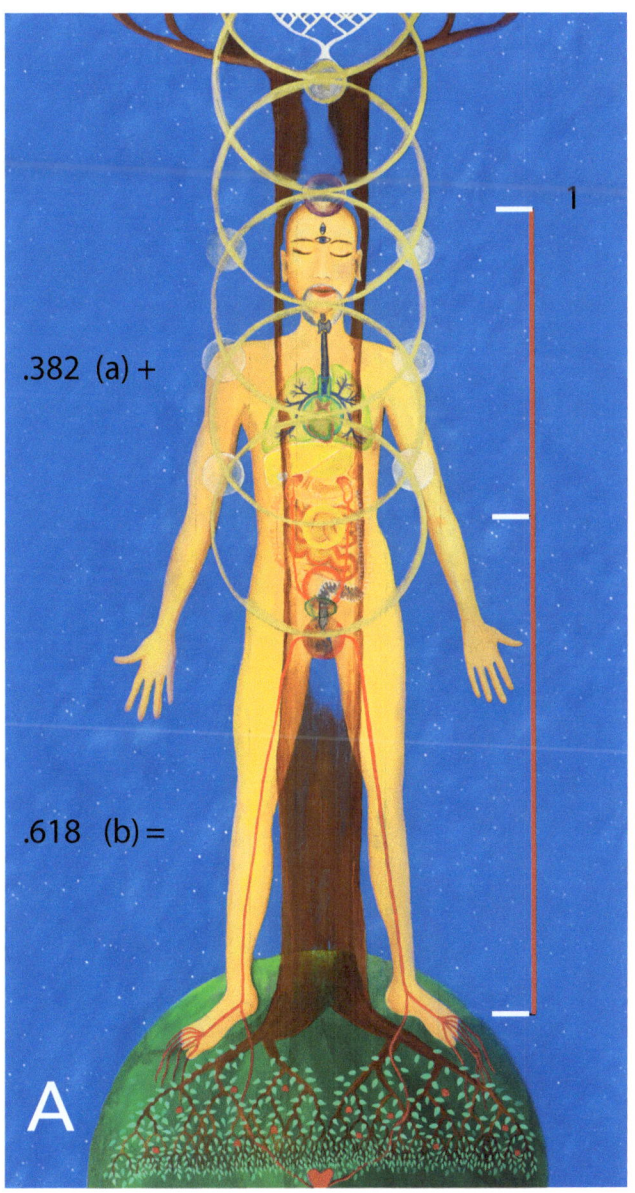
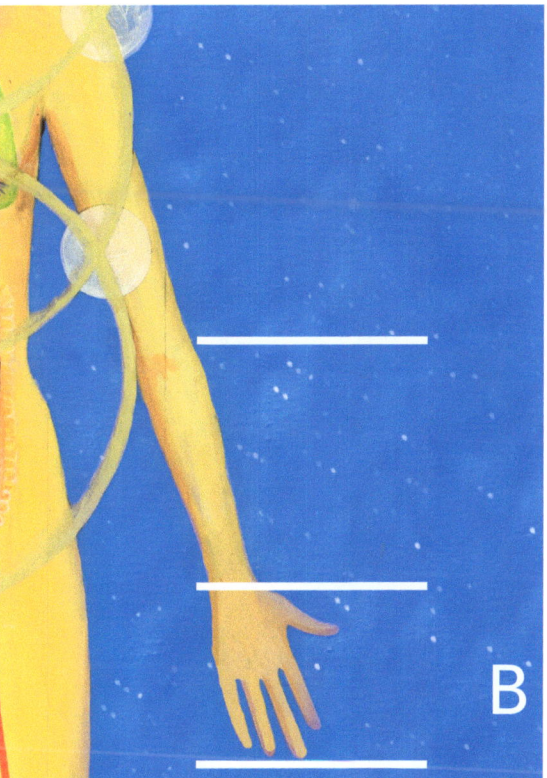
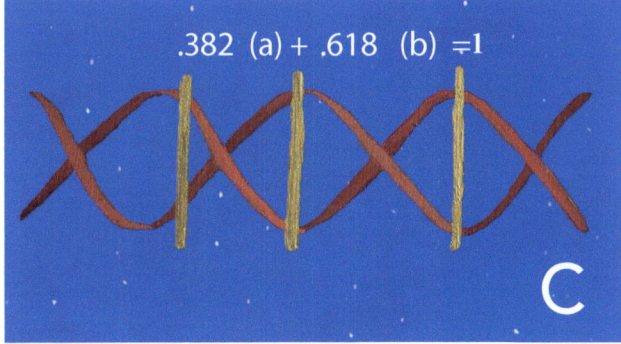

Flor de la vida, una explicación de la creación

DÓNDE y CUÁNDO. La flor de la vida es uno de los símbolos más antiguos y se encuentra en todo el mundo. Las primeras civilizaciones "registradas" del mundo, los sumerios, los asirios y los egipcios, tienen este símbolo escrito, pintado y grabado en las paredes de sus edificios, templos y/o artefactos: cuencos, platos, tabletas, pantallas y joyas. Este símbolo se ha encontrado en todo el Medio Oriente, Turquía, China, Japón, India, partes de las Américas, Escocia y Francia (que se remonta a más de 10,000 años de antigüedad), así como a la época medieval.

QUÉ. La Flor de la Vida es un símbolo hecho de esferas entrelazadas donde todas se intersectan en el radio entre sí. Las primeras 7 esferas representan los primeros 7 días de la creación. Esta es la primera etapa o rotación vórtice del Génesis o creación.
La PRIMERA esfera es un octaedro esférico y representa al CREADOR.
La segunda esfera, que cruza la primera esfera en el radio, forma Vescia Piscis, el primer día.
La tercera esfera se une a las otras 2 esferas nuevamente en el radio que forma el trípode de la vida, el segundo día.
La cuarta esfera se une e intersecta en el radio del día tres.
La quinta esfera se une al radio el día cuatro.
La sexta esfera se une al radio el día cinco.
La séptima esfera se une al radio y forma la SEMILLA de la Vida en el día seis. La semilla de la vida se considera el símbolo de la creación y es el modelo del Universo. También es el bloque de construcción o punto de partida de la creación. La creación avanza de lo simple a lo más complejo como Espíritu o lo Divino desciende a la materia.

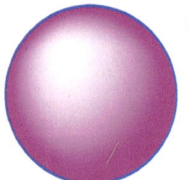
Dios/Primera fuente

Octaedro Esférico. Cuando Dios/el Creador hizo o construyó nuestro mundo 3D, el modelo utilizado se basó en las vibraciones de sonido que parten de un sistema de nueve cuadrículas. Un sistema de nueve cuadrículas significa que la construcción de todas las formas naturales puede reducirse numéricamente a nueve. La vibración sonora es música, que está en tonos enteros y en tonos de media nota. Por lo tanto, toda la música debe sintonizarse en su frecuencia original, consistente, armónica y coherente de 432Hz. (4 + 3 + 2 = 9).

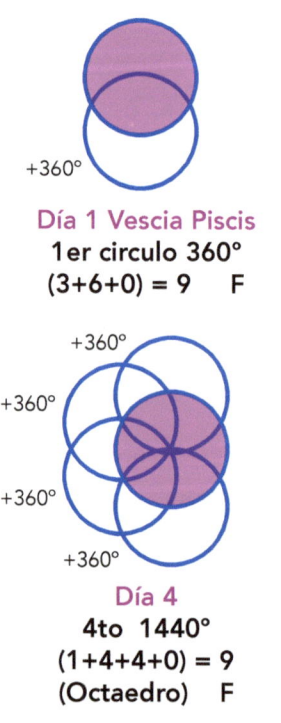

Día 1 Vescia Piscis
1er circulo 360°
(3+6+0) = 9   F

Día 2 Tripode de Vida
2do círculo   720°
(7+2+0) = 9   F

Día 3
3er círculo 1080°
(1+0+8+0) = 9
(octágono)   C

Día 4
4to 1440°
(1+4+4+0) = 9
(Octaedro)   F

Día 5
5to círculo   1800°
(1+8+0+0) = 9   A

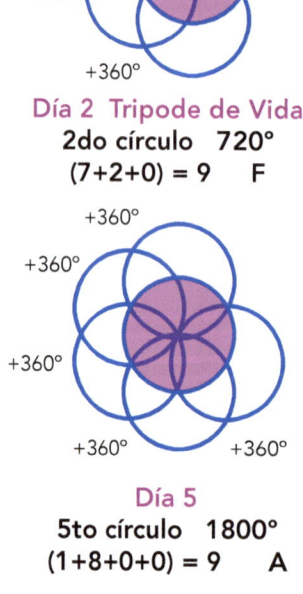

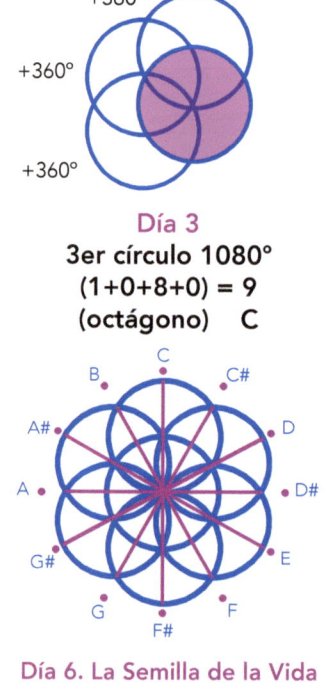

Día 6. La Semilla de la Vida
6to círculo   2160°
(2+1+6+0) = 9   C#

Las ocho esferas representan el Huevo de la Vida además de la tercera etapa de la división celular en el embrión. La tercera etapa se describe de la siguiente manera: la primera célula se divide, luego hay 2 células, esas 2 células se dividen y se convierten en cuatro, esas cuatro células se dividen y se convierten en 8. Algunos creen que al principio, toda la vida es la MISMA pero en división cuando 4 se convierte en 8, las células SABEN qué son o qué forma tomarán. En otras palabras, para las primeras divisiones celulares, un elefante, un hombre y una ballena son exactamente las MISMAS, pero de la 4ª a la 8ª celda se convierte en un elefante, o en un hombre o en una ballena (Figura 1). Ahora la creación gira nuevamente a la próxima etapa, la flor de la vida (figura 2).

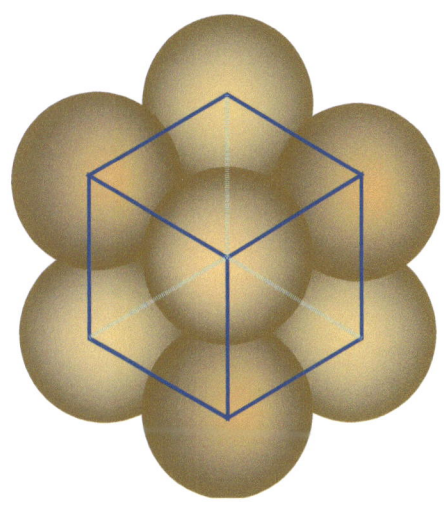

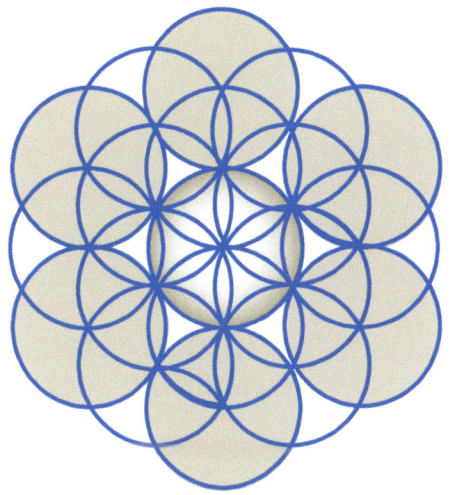

Figura 1. Huevo de la Vida, continuación del Génesis.
Primeras 8 celdas (una ubicada detrás de la forma del cubo).

Figura 2. La Flor de la Vida. Esta es una continuación del próximo vórtice después de Huevo de la Vida.

Las diecinueve esferas equivalen a la Flor de la Vida. En la figura dos son tres esferas en el extremo izquierdo y derecho, cuatro en el interior, al lado de cada tres y cinco círculos en el centro, todas entrelazadas en los radios del otro. Cuando las esferas se aplanan, se convierten en círculos y en este patrón de Flor de la Vida como resultado. A medida que el espíritu desciende a la materia, se agregan más esferas durante el movimiento giratorio o "rotaciones". En las rotaciones, evolucionamos del Huevo de la Vida a la Flor de la Vida y ahora evolucionamos y rotamos hacia el Fruto de La Vida.

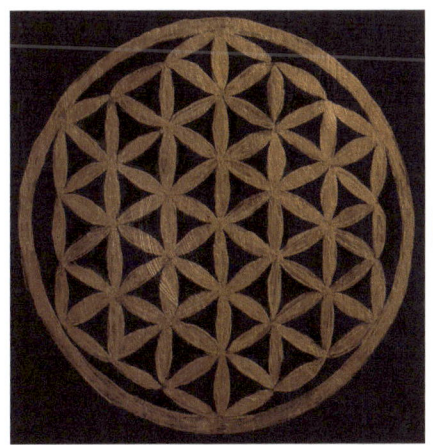
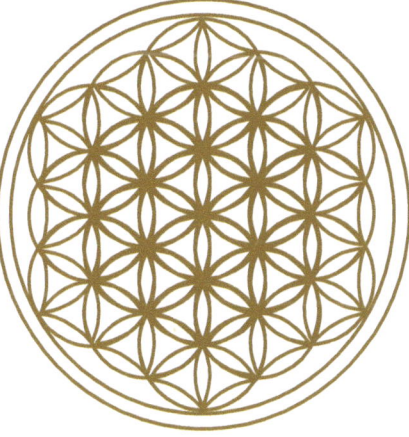
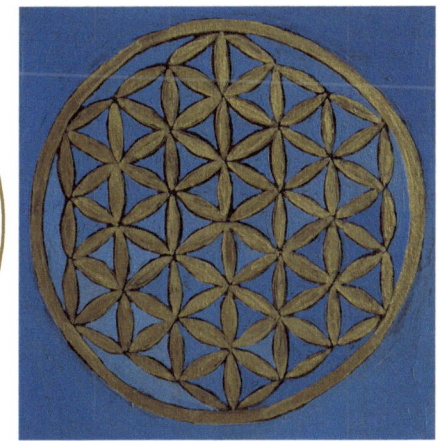

Patrones de la flor de la vida.

Fruto de la Vida. Son 64 esferas que están en 3D, descendiendo dentro de la materia, creando una versión extendida del patrón de la Flor de la Vida. Dentro del Fruto de la Vida están las 13 esferas sagradas que ayudan a formar la materia, cuyos elementos principales se manifiestan en nuestro mundo físico.

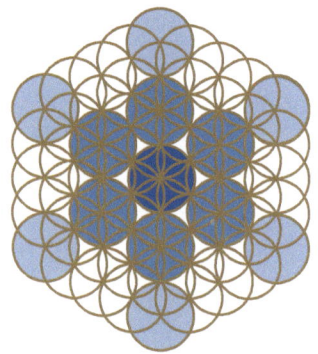

Figura 1. El Fruto de la Vida.

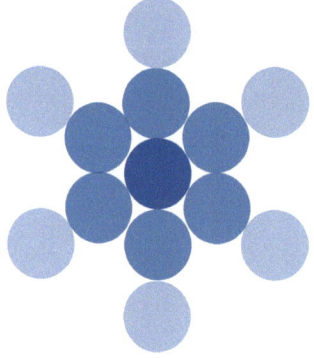

Figura 2. Las trece esferas sagradas (son extraídas del Fruto de la Vida).

Nota. Por favor tenga en cuenta que los 13 círculos cuadrados están suspendidos en 3D. Hay 64 esferas entrelazadas de las cuales 13 son extraídas. En la figura 2 la representación es la forma plana en 2D.

Cubo Metatrón y las 13 esferas sagradas
La creación continúa manifestándose, los elementos.

Dentro de las trece esferas sagradas, se pueden dibujar líneas que conectan y forman las figuras geométricas básicas: la estrella tetraedro, el hexaedro, el octaedro, el dodecaedro y el icosaedro. El cubo Metrarón contiene todas las figuras geométricas. Esto también pertenece al sistema de nueve cuadrículas dónde todas las formas naturales pueden reducirse númericamente a nueve.

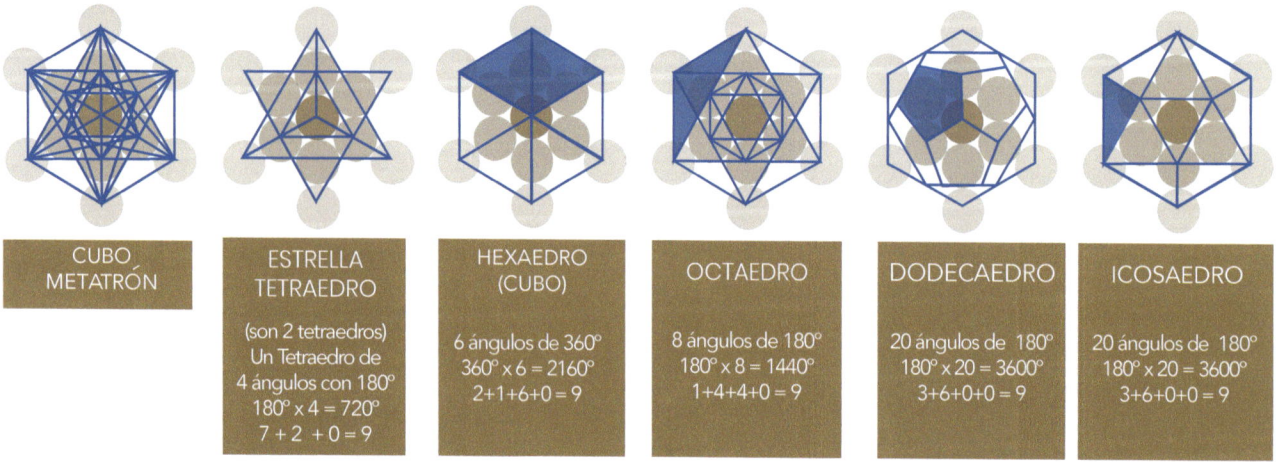

CUBO METATRÓN	ESTRELLA TETRAEDRO	HEXAEDRO (CUBO)	OCTAEDRO	DODECAEDRO	ICOSAEDRO
	(son 2 tetraedros) Un Tetraedro de 4 ángulos con 180° 180° x 4 = 720° 7 + 2 + 0 = 9	6 ángulos de 360° 360° x 6 = 2160° 2+1+6+0 = 9	8 ángulos de 180° 180° x 8 = 1440° 1+4+4+0 = 9	20 ángulos de 180° 180° x 20 = 3600° 3+6+0+0 = 9	20 ángulos de 180° 180° x 20 = 3600° 3+6+0+0 = 9

El tetraedro representa el elemento del fuego y el hexaedro es el elemento de la tierra, ambos elementos son considerados masculinos. El octaedro representa el elemento del aire, la esfera representa el *vacío* y los dos representan al niño. El dodecaedro al elemento del éter. El icosaedro representa el elemento agua y los dos elementos se consideran femeninos. Todos los círculos se consideran femeninos. Las líneas que se pueden dibujar conectando las esferas traen la materia a la existencia (creación). Las líneas se consideran masculinas. **Nota:** Refiera al Árbol de la Vida.

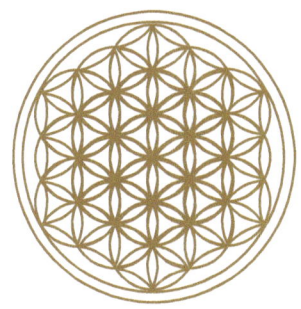 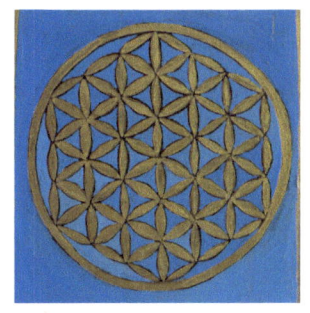 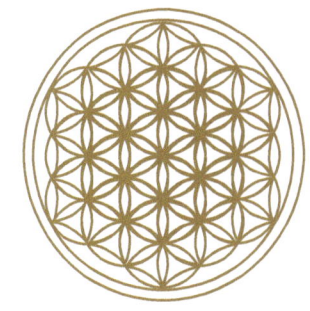

Metatrón es una figura legendaria y mítica. Hay dos historias diferentes de quién era él; Algunos creen que fue un arcángel muy cercano a Dios, vino a la Tierra para darle al pueblo los Planos Divinos de la Creación. Otros creen que él era el hombre Enoc del antiguo testamento en la Biblia cristiana que se convirtió en Metatrón. Básicamente, Metatrón (Enoc) es considerado un *escriba* que tomó notas o lecciones directamente de Dios sobre el secreto (croquis) que usó para conseguir la creación. La historia no puede encontrar la palabra Metatrón de nuevo en cualquier lugar de origen del idioma en la Tierra.

Sólidos platónicos
Otra explicación de la manifestación creadora, los elementos.

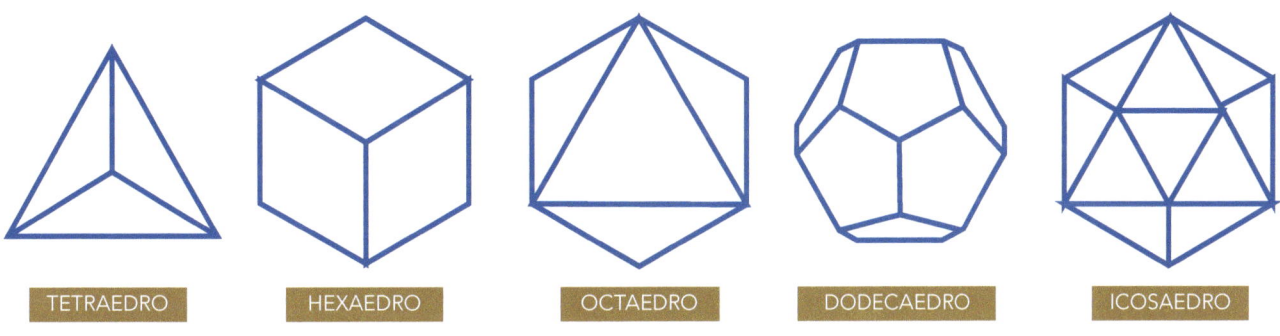

Los sólidos platónicos son las formas geométricas básicas que dan estructura a la materia. Ellos son: el tetraedro, el hexaedro (cubo), el octaedro, el dodecaedro y el icosaedro. Las diferencias en los sólidos platónicos y el cubo de Metratrón son la estrella tetraedro, que son dos tetraedros, uno está invertido e intersecta al otro formando una estrella de seis puntas. La otra diferencia es que Metatrón se dio cuenta que todas estas formas básicas podrían formarse dentro de un cubo usando las 13 esferas sagradas del patrón de la Flor de la Vida. Esto vincula todas las formas geométricas a PHI, la proporción divina.

Platón fue un filósofo griego que también enseñó matemáticas y geometría. Vivió alrededor de 428-347 a. C. y un devoto estudiante de Sócrates (asesinado por sus enseñanzas) cuando Platón era joven. Platón escribió muchas de las enseñanzas de Sócrates en forma de diálogo. Uno de los diálogos se llama "Timeo", en el que enseña acerca de los elementos que provienen de estas formas geométricas básicas. Con el tiempo, el grupo de estas formas recibió su nombre, Sólidos Platónicos.

El Cubo Metratón, los Sólidos Platónicos en los Tres Pilares de la Vida

Una explicación de cómo la creación manifiesta y oscila.

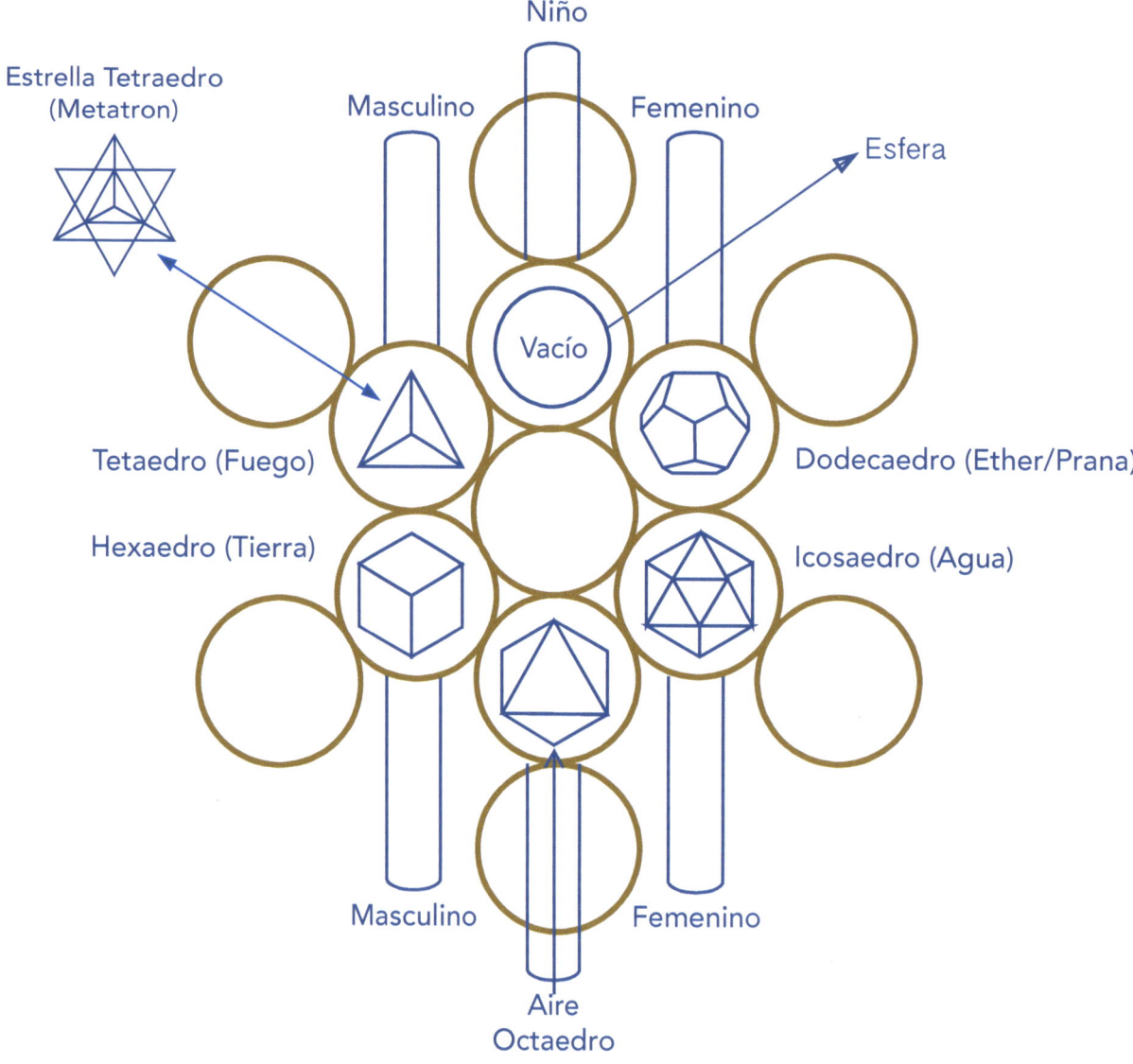

Nota: La única diferencia de los pilares de la vida entre el cubo Metatrón y los sólidos platónicos es el tetraedro (sólidos platónicos) y la estrella tetraedro (cubo Metratón).

Las tres columnas representan la trinidad en la polaridad así como en la Kabbalah, discutido en la Parte 5. La columna izquierda representa el cerebro masculino e izquierdo y el protón del átomo. La columna central representa al niño y el neutrón. La columna derecha representa la mujer, el lado derecho o hemisferio del cerebro y el electrón. El niño es el vínculo entre el hombre y la mujer, hemisferios derecho e izquierdo del cerebro, rasgos masculinos y femeninos. Las antiguas escuelas de sabiduría creían que uno podría conectarse con sus poderes superiores y expandir su conciencia para integrar e incorporar las fuerzas masculinas y femeninas con la inocencia de un niño. Como la naturaleza de la vida siempre en consecuencia presentar sus maravillas, así como sus desafíos. Los ancestros se dieron cuenta que esta era una forma de vivir más en armonía con la dualidad a través de la ecuanimidad o balance.

La lengua universal son las matemáticas y la geometría,

son los planos de Dios y el por qué deberíamos aplicar dichos planos en nuestra vida.

La planificación de comunidades, ciudades y pueblos, los edificios, la arquitectura, los muebles, la música, los dispositivos y los artilugios, así como todas las formas de arte que siguen y modelan utilizando la geometría sagrada, tienen una resonancia natural, compatible y complementaria con el cuerpo humano. Tiene esta resonancia porque el cuerpo humano, así como todas las otras formas de vida, también contiene sus estructuras basadas en la geometría sagrada, creando armonía entre la vida, las cosas (hechas por el hombre) y nuestro entorno. Misma resonancia promueve la salud en el cuerpo, en la mente, en las emociones y en la salud (anclada en la ecuanimidad) que descubre más del alma intacta, no dual, pura; permitiéndole brillar y manifestarse en el mundo. Cuando podemos establecer este aspecto geométrico sagrado conectado de la vida, amplifica y aumenta nuestra capacidad de responder e interactuar con nosotros mismos, los demás y el medio ambiente de una manera armoniosa. También ancla el mundo material físico a nuestras almas individuales; esta conexión (o reconexión) es inteligencia en movimiento en su expresión más alta.

ADN, salud y epigenética (estudios recientes)

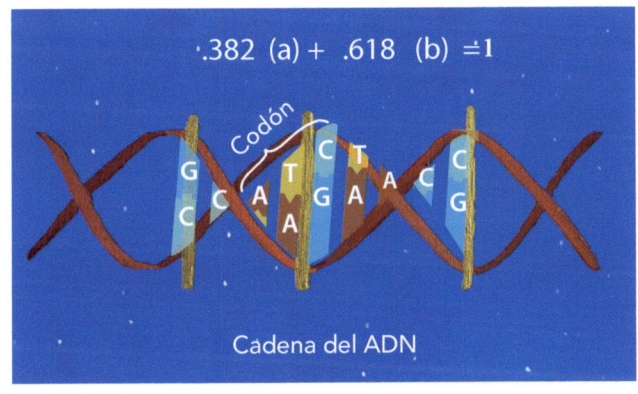

Glosario
Codón = 3 en secuencia de los cuatro bloques base de ADN = aminoácido codificado.
Hay cuatro bases o bloques de construcción para el ADN y son nucleótidos (a base de nitrógeno): adenina (A), citosina (C), guanina (G) y timina (T). Cualquier combinación de 3 nucleótidos secuenciados de los cuatro bloques básicos de construcción es un código para un aminoácido. Los aminoácidos son los componentes básicos de las proteínas.

Ellos (los 3 nucleótidos secuenciados) son un codón que puede activarse (o inactivarse) dependiendo de muchas variables dentro del propio entorno del cuerpo humano (incluidos los cuerpos etéreos) y/o dentro del entorno de vida general (epigenética). Las hebras de doble hélice que contienen los nucleótidos son fosfatos basados en azúcar. El ADN se encuentra en cada célula del cuerpo.

Los fractales son una forma básica que se repite una y otra vez. Un patrón organizado auto-repetitivo que cambia su escala o tamaño. Los fractales existen en el mundo microscópico (ADN) y en el mundo macro y más allá. Una planta de helecho es un ejemplo, incluidas todas las partes de su estructura: las ramas, hojas y venas... todas comparten la misma estructura del patrón, auto-similar, auto-organizada, repetida una y otra vez pero a diferentes escalas.
Nota del autor: Esta es información muy básica. Se recomienda más estudio.

ADN y la Salud

¿Sabía que la estructura del ADN se basa en la proporción del PHI y que puede auto-organizarse y reorganizar la estructura basada en el PHI, las frecuencias más altas y los fractales? ¿Sabía también que cuanta más armonía, coherencia y organización hay entre el cuerpo, la mente y las emociones en espíritu, más saludable es?. Un cuerpo y una mente más sanos realmente permiten que el ADN haga lo que se supone que debe hacer, se vuelva más eficiente. Esto puede utilizar, activar y tener acceso a más partes, incluidos los codones. Los codones pueden activarse por las frecuencias más altas que establecemos al tomar decisiones conscientes que son beneficiosas para la salud. Estas opciones convierten los "códigos" dentro del ADN que le permiten mejorar, actualizar y/o reorganizarse en función del PHI. A medida que cada molécula de ADN se reorganiza se mejora el flujo de energía. El ADN también puede reorganizar su cadena de códigos de información de 2 metros de largo en función de la estructura fractal eficiente. Cuando el filamento de ADN está menos constreñido y sus componentes menos retorcidos, tiene un mejor acceso a más porciones de sí mismo. Esto es posible gracias a nuestro deseo inspirado de comprometernos a tomar decisiones de vida más saludables y conscientes. Estas elecciones pueden realmente habilitar el ADN, activar los "códigos" más saludables y desactivar los códigos que ya no sirven al cuerpo, la mente y/o las emociones. Los 4 bloques básicos de ADN y sus posibles combinaciones son numerosas más la capacidad de los codones para activar y desactivar cualquiera de estas combinaciones secuenciales. Es la forma en que el cuerpo puede hacer su propia "medicina" y/o curar o remediarse a sí mismo. Estas posibilidades ya existen dentro de nuestra cadena de ADN, tanto en la porción accesible conocida como en la porción inactiva más grande "sin acceso", que algunos científicos etiquetan como *ADN basura*. ¡El ADN liberado está habilitado y solo puede usar su inteligencia cuando trabaja en conjunto con su misma consciencia despierta! Nuestras opciones de dieta más saludables y una forma más natural y tranquila de vivir con sinceridad aumentan la frecuencia y la vibración, activando códigos de ADN más saludables. Esta activación de mayor frecuencia permite que el cuerpo, la mente y las emociones funcionen a niveles óptimos, lo que activa e incluye la capacidad inteligente para reparar, curarse a sí mismo, al cuerpo, la mente, las emociones y el alma como unidad.

Paso 1. Voluntad Libre. Tener el deseo y elegir conectar dentro, con el Ser.
A. Los esfuerzos espirituales de uno para desarrollar un cuerpo más sano y natural +
B. Desarrollar pensamientos naturales saludables y calmar la mente (a través de la meditación, el yoga y la contemplación) +
C. Superar las emociones vibratorias inferiores (como la avaricia, la envidia, la ira) y el desarrollo de emociones más maduras como: la bondad, la empatía y el perdón =
D. Equilibrio, ecuanimidad =
E. Coherencia= (entre la mente, el cuerpo y las emociones) permiten por medio de la conducción y la conexión del alma y finalmente el Espíritu.

Paso 2. El Yo coherente se conecta y crea frecuencias más altas= Activación del ADN.
a. Los códigos beneficiosos se activaron y los códigos dañinos se desactivaron.
b. El ADN se organiza más en función del PHI y
c. Las proporciones del ADN restringido se reorganizan y transforman. El ADN se relaja y mejora el flujo de energía, se reorganiza en función del PHI y la estructura fractal.

Los pasos 1 y 2 trabajan en tándem uno con el otro.
Paso 1 refuerza al 2 y
Paso 2 refuerza al paso 1... creando una carga circular eléctrica de autodominio y auto evolución.

VerMás y Matisse dicen...

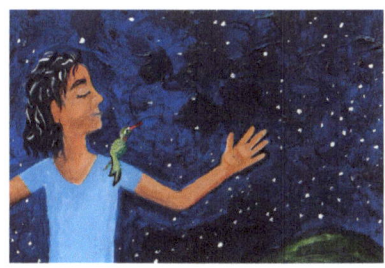

Matisse: "No entiendo exactamente lo que esto significa VerMás. Parece complicado sobre el ADN ".
Ver Más: "Bueno, vamos a explicarlo de otra manera. ¿Recuerdas ese temblor que arruinó la ferretería?"
Matisse: "¡Sí!"
VerMás: "¿Recuerdas que todos fuimos a la tienda a buscar herramientas pero no pudimos encontrar la herramienta exacta que estábamos buscando porque todo estaba tan desorganizado?"
Matisse: "Sí ..."
VerMás: "Entonces recuerda cómo tu tío sugirió que debíamos organizar todas las herramientas primero: los tornillos, las herramientas eléctricas, las herramientas de mano, las herramientas de jardín, la plomería y los suministros eléctricos iban a estar separados y organizados."
Matisse: "Sí, sí, sí ... ¡Recuerdo que eso fue porque ayudé!"
VerMás: "Bueno, organizar la ferretería es como organizar tu Ser."
Matisse: "¿QUÉ?"
VerMás: "Piénsenlo... reemplacen a todos organizando la ferretería con USTEDES organizando su Ser: comiendo mejores alimentos, ejercitándose, meditando y calmando su mente... trabajando y eliminando sus emociones inferiores como la ira, los celos o la codicia, esas emociones que causan respiración superficial, constriñen los músculos y órganos.
A medida que la tienda se organizaba, uno tenía más acceso a las herramientas y podía usarlas según fuera necesario. Lo mismo es cierto para ti; a medida que limpias el cuerpo, la mente y las emociones, relajas los músculos y órganos uno respira más profundo, creando condiciones donde se abre el flujo de energía y permite que todo funcione mejor en conjunto. Esta armonía (organización) que uno crea dentro y entre las diferentes partes del cuerpo, la mente y las emociones; crea una frecuencia más alta que se conecta con el espíritu y la intuición. Todo el esfuerzo que todos pusieron en la reparación de la tienda (la organización de las herramientas, la limpieza, la evaluación de los bienes dañados y utilizables), estos son algunos de los pasos que los empresarios utilizan para mejorar su negocio. Pero, ¿qué hacemos para que nuestros cuerpos, mentes y emociones trabajen y funcionen mejor como unidad?"
Matisse: "¡GUAU! Ahora lo entiendo... ¿entonces si me organizo y cuido como el tío se ocupa de esa ferretería, tendré un cuerpo, mente y emociones funcionando mejor? ¿Cuáles son las herramientas que me ayudarán a cuidar mejor mi cuerpo... que me ayudarán a calmar mi mente... y que me ayudarán a reducir o eliminar las emociones restrictivas como la ira, la codicia y los celos? Y estas herramientas harán todo esto, ¿me ayudarán con... mi vida?"
VerMás: "SÍ, un gran sí y este libro es una manera de descubrir algunas de esas herramientas que nos ayudarán a sanar y conectar el cuerpo, la mente y las emociones con el espíritu. Estas herramientas nos llevarán a activar el aspecto más importante de nuestro cuerpo humano..."
Matisse: "¿Tiene que ver con el ADN?"
VerMás: "Cuando haces todas estas cosas para ayudarte a sanar... activas algo dentro de ti y ese algo también te ayudará, TE ayudará..."
Matisse: "Lo sé, lo sé, ¡es el ADN! Entonces, cuando tenga la determinación de tomar mejores decisiones para mi cuerpo, mi mente, mis emociones y trabajen juntas en armonía, ¿esa armonía creará y activará una mejor salud, de modo que es el paso 1? Recuerdo haber aprendido algo de esto cuando accidentalmente aprendí a meditar (en el primer libro)."
VerMás: "Sí, Matisse y una mejor salud se conecta con el espíritu o el alma a todas las partes de lo que somos, naturalmente, conduce a un proceso de activación del ADN... paso 2. Paso 1 y 2, trabajan en equipo. Cuando tomamos decisiones que elevan y mejoran nuestra salud, aumentamos la probabilidad de reorganizar partes de nuestro propio ADN incluídos los codones. También incrementamos nuestras capacidades mentales y nuestras emociones maduran y se vuelven más estables. Esto crea la *atmósfera* perfecta para que el alma emerja y SEA."
Matisse: "Esto es verdaderamente mágico, por cierto."

Parte 2 Glándulas o el Sistema Endocrino del Cuerpo Humano

Glándulas Suprarrenales
Glándulas Gónadas (masculina y femenina)
Glándula Páncreática
Glándula Timo
Glándula de la Tiroides
Glándula Paratiroides
Glándula Hipotálamo
Glándula Pituitaria
Glándula Pineal

GLOSARIO referente al uso de las glándulas

El organismo es una forma de vida individual como las plantas, animales, insectos, hongos. Algunas formas de vida tienen sistemas altamente organizados que se forman por partes interdependientes y están contenidas en un cuerpo. Estas formas de vida pueden: reaccionar a los estímulos, reproducirse, crecer, digerir, etcétera, y mantener un equilibrio dentro de su propio cuerpo individual. Algunos organismos con sistemas muy complejos son los humanos, delfines, elefantes y ballenas.

Chakra y Yoga. Chakra es de la palabra sánscrita "cakra" que significa rueda o círculo. El significado oriental completo y sus conexiones se exploran aquí; en occidente su importancia se ha reducido considerablemente. En el este, chakra es un término usado en conjunto con la palabra Yoga que significa unión. La unión se refiere a la cohesión entre cuerpo, mente, emociones y acciones que le conectan con su alma; que luego se conecta a Dios/Primera Fuente y toda la creación.

Chakra. Hay siete centros de conciencia que comienzan en la base de la columna vertebral y viajan hasta el cerebro. En cada centro hay una concentración de energía, un centro que irradia rayos de vida que dan luz. A medida que se abre cada rueda central de la vida radiante como los pétalos de una flor de loto, esto aviva cada centro como la energía que continúa despierta y abre el siguiente centro de luz radiante. Cuantos más pétalos de la flor de loto se abran en cada rueda, más refleja la energía radiante ascendente.

En el chakra base, la flor se cierra y se ajusta cuando se despierta como si los pétalos se abrieran y se expandieran hacia la luz. Esta es una metáfora que describe lo que sucede cuando uno domina las emociones inferiores, expandiéndose hacia las emociones más inclusivas, como la compasión. El alma desciende o entra en la materia o encarnación para experimentar el mundo material. Luego llega un momento en que uno despierta y desea ascender del mundo material, volver a unirse o tener unión nuevamente con lo Divino. La meditación es la clave que desbloquea cada centro junto con las acciones correctas. La flor de loto se abrirá completamente en el cerebro con la glándula pineal, el séptimo chakra (el más alto), solo después de que haya ascendido y haya despertado la vida que da luz en cada uno de los seis chakras inferiores.

Diferentes grupos reconocen solo los 7 chakras principales, los 13 chakras mayores y menores o cualquier otro chakra reconocido entre 7 y 13. En este libro vamos a discutir 13 chakras de encarnación con el significado de unión en la cultura del este.

El sistema endocrino es una colección de glándulas de un organismo (seres humanos) que secreta hormonas directamente en el sistema circulatorio (sangre) para ser llevadas hacia los órganos objetivos y llevar a cabo instrucciones específicas. Vea los ejemplos a continuación.

Las hormonas son una clase de moléculas de señalización producidas en las glándulas y son transportadas por la sangre a los órganos para regular las funciones fisiológicas y/o las conductas respectivas. Algunas hormonas inhiben ciertas funciones y algunas más activan otras funciones. Ambos tipos de hormonas son necesarias para regular el cuerpo en cuanto a sincronización y funciones específicas. Son los mensajeros que señalan qué hacer o qué no hacer a sus respectivos sistemas y órganos.

Ejemplos de las dos definiciones.

La glándula tiroides envía una hormona a la sangre, dirigida al páncreas dónde se producen enzimas que ayudarán a descomponer el alimento en una forma que el cuerpo puede usar las proteínas, carbohidratos y grasas. En la nueva forma, el cuerpo puede utilizar la comida que acaba de ingerir y alimentar todas las células que su cuerpo necesita para vivir y funcionar.

La glándula pituitaria y la glándula pineal envían hormonas a la sangre donde señalan a las glándulas gonadales que es hora de pasar de la infancia a la pubertad. En los hombres, comenzará un período de transición en que ciertos órganos se desarrollarán y se volverán más funcionales: producción de esperma, desarrollo muscular, la voz cambia, crecimiento del vello facial y corporal, etc. Las mujeres experimentarán un proceso femenino similar en el que ciertos órganos se activarán: los ovarios comenzarán con la menstruación, crecerán las mamas para la lactancia y se ampliarán las caderas para el parto, etc.

Las Glándulas Suprarrenales   Sistema Endocrino   CHAKRA RAÍZ   Color de Luz: Rojo

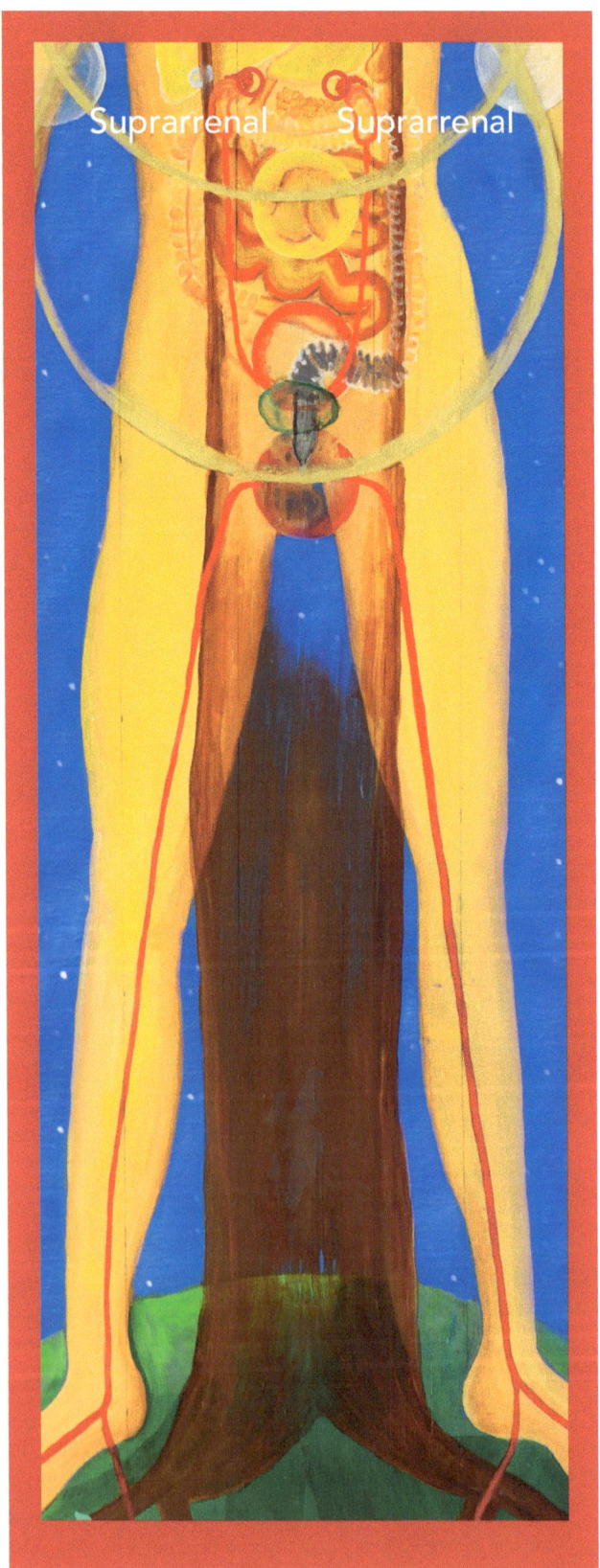

Ubicación. Las dos glándulas suprarrenales se encuentran en la parte inferior de la espalda, sentadas justo encima de cada riñón. Son de forma piramidal, miden 1.5 de ancho por 3 pulgadas de alto (3.8 cm x 7.6 cm).

Función. La capa externa de la suprarrenal produce dos principales hormonas vitales, que son activadas por las glándulas hipotálamo y pituitaria. Una hormona es el cortisol que regula la conversión de las grasas, las proteínas y los carbohidratos en energía para el cuerpo. También regula la presión arterial y la función cardiovascular. La aldosterona es la otra hormona que ayuda a mantener el equilibrio adecuado de sal y agua mientras ayuda a controlar la presión arterial. La médula es la parte interior de la suprarrenal, produce alrededor de otras 40 hormonas que ayudan al cuerpo a reaccionar ante el estrés físico y mental, tales como: hinchazón, inflamación, reacciones alérgicas, alérgenos ambientales, cáncer, infección, drogas y alcohol. En la mitad de la vida se convierten en una fuente importante de hormonas sexuales que circulan en el cuerpo y ayudan a mantenerlo joven. Esta función añadida ocurre cuando las gónadas dejan de producir suficientes hormonas, generalmente debido al proceso de envejecimiento. Las glándulas suprarrenales de alguna manera afectan el funcionamiento de cada glándula, órgano y tejido en el cuerpo.

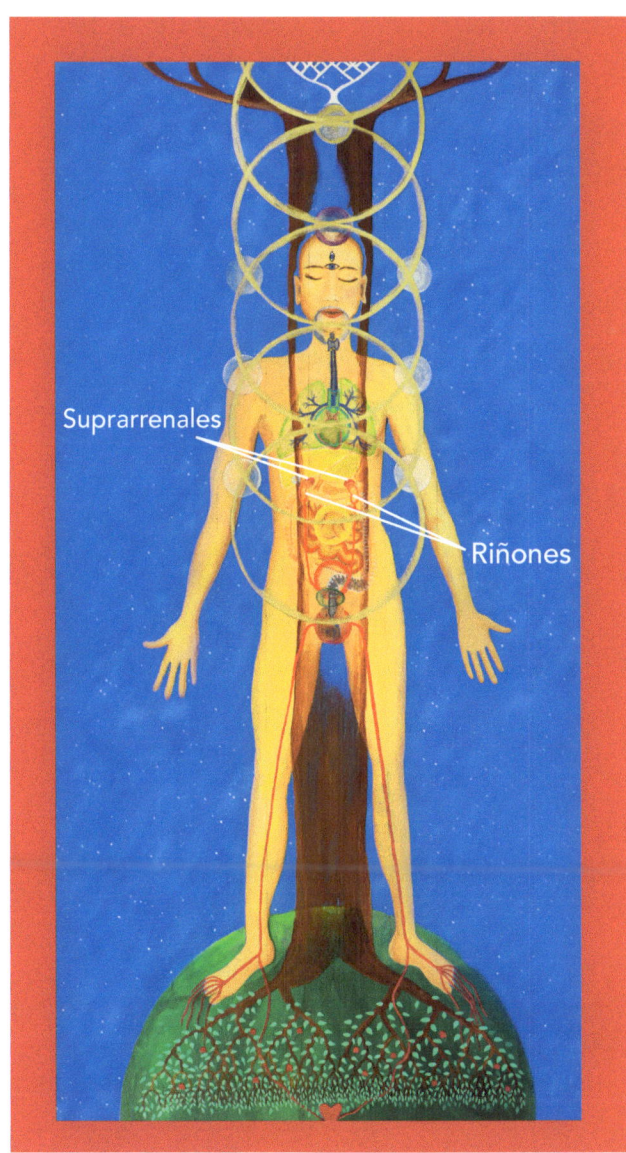

Significado espiritual. El chakra raíz tiene que auto-conservarse al estar conectado a la Tierra. Éste chakra también tiene que ver con los sentimientos sobre la seguridad, supervivencia, estabilidad, sexo, miedo, trabajo y carrera. Los sentimientos y las emociones de uno acerca de los temas apenas mencionados; se conectan y permean dentro de la Tierra.

Nuestra raíz es el chakra de contacto y manifestación con la Tierra como un Ser viviente. Nuestros instintos más básicos y nuestros ideales más elevados con todo lo demás, efectúan o causan una acción o reacción que refleja nuestra habilidad o inhabilidad de relacionarnos con ella. También afecta lo que manifestamos mientras estamos en la Tierra. Todo lo que hacemos o no hacemos, todo lo que sentimos y expresamos emana o tiene su base en el amor o el miedo. Nuestra conexión con la Tierra puede "fundamentarse" en el miedo o el amor. El ser sanador funda la curación en la Tierra y todo lo que en ella está conectada. La responsabilidad es nuestra, cuando sembramos amor en la Tierra, TODOS sanamos.

Este es el chakra de auto preservación incluye la vagina, pene, pelvis, piernas, pies y cóccix.

VerMás y Matisse dicen que las glándulas suprarrenales ayudan a regular y a convertir las grasas, carbohidratos y proteínas en energía que su cuerpo puede usar. Esta energía va a todas las otras glándulas, órganos, incluyendo su cerebro y corazón, ayudando a que todos trabajen en unidad. También se conoce como la glándula de *vuelo o lucha*, porque cuando nos hacemos temerosos, nuestro corazón late más rápido y nuestra mente está en alerta mientras decidimos luchar o correr... continúa dándonos esta energía adicional hasta sentirnos seguros. El miedo usa las glándulas suprarrenales demasiado porque nos mantiene en estado constante de alerta del peligro. Es importante descansar las glándulas suprarrenales convirtiéndose en una persona más pacífica.

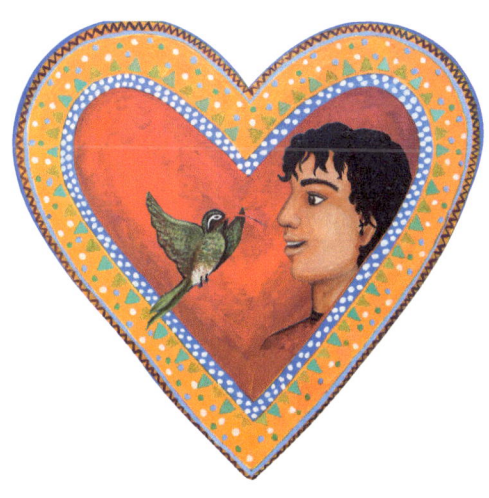

Glándulas Gonadales   Sistema Endocrino   CHAKRA DEL SACRO   Luz de color: Naranja

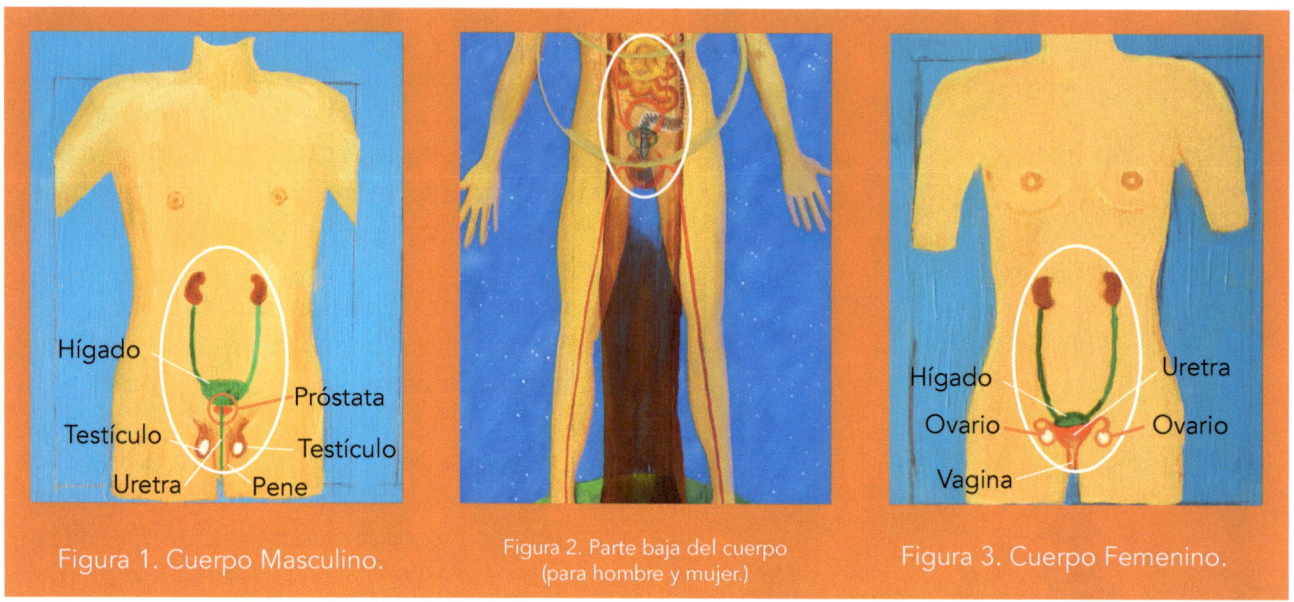

Figura 1. Cuerpo Masculino.
Figura 2. Parte baja del cuerpo (para hombre y mujer.)
Figura 3. Cuerpo Femenino.

Ubicación. Hay dos glándulas gónadas en las mujeres llamadas ovarios y hay dos glándulas gónadas en los hombres llamadas testículos. Las gónadas en las mujeres están situadas debajo del ombligo, dentro del cuerpo, por encima de la vagina. Las gónadas en los hombres están fuera del cuerpo, en los sacos testiculares que están en cada lado del pene (ver figura 1 y figura 3).

Función. Las gónadas son el centro físico de la reproducción de células para la procreación, se llaman gametos (creando una nueva vida), mitad de los ovarios (huevos) y mitad de los testículos (espermatozoides). Las gónadas controlan, protegen y energizan los óvulos y espermatozoides (respectivamente) y funcionan en conjunto con los órganos sexuales: vagina (femenino) y pene (masculino). La uretra y la próstata (en los hombres) también forman parte de este sistema. El testículo masculino produce las hormonas andrógenas: testosterona e inhiben (Figura 1.) Los testículos se localizan en cada saco (testicular) del cuerpo masculino a cada lado del pene. Ellos están donde se hacen los espermatozoides. Los testículos también secretan la hormona masculina testosterona, que es vital para el desarrollo de las características masculinas. Los ovarios femeninos producen hormonas estrógenas: estradiol, protestona e inhiben (Figura 3). Los ovarios son los órganos reproductores primarios de las mujeres y su función está conectada al sistema reproductor del hombre. Los ovarios tienen tres funciones: secretan hormonas, protegen a todos los huevos con los que cada mujer nace y liberan los huevos (que comienza en la pubertad) para la fertilización posible.
Los testículos son la parte principal en el sistema reproductivo en el papel del hombre (esperma) junto con la contraparte femenina, los ovarios (huevos). VerMás y Matisse explicarán esto.

Glándula Prostática (sólo cuerpo masculino, Figura 1).
Ubicación. La próstata está justo debajo de la vejiga. La uretra es el tubo que comienza en el hígado y viaja a través de la prostata y el pene. Se trata del tamaño y la forma de una castaña o nogal.

Función. La uretra es un sistema de transporte para el fluido que se produce en la próstata y va al esperma producido en los testículos. La próstata eyecta su líquido a través de un conjunto de tubos al mismo tiempo que los testículos liberan los espermatozoides que igual son expulsados a través de otro conjunto de tubos. Ambos fluidos se encuentran, se mezclan y salen a través de la uretra al mismo tiempo.

La función de la próstata es producir el líquido que transporta y nutre al esperma. Este líquido se llama fluido seminal; se mezcla con el esperma que se produce en los testículos. Juntos viajan por el mismo tubo de la uretra fuera del cuerpo. Sólo líquido seminal con espermatozoides puede pasar a través de la uretra con un pene erecto; a esto se le llama eyaculación. La orina también pasa a través de la uretra, pero sólo cuando el pene está relajado; esto se llama urinación. Sólo puede realizar una función a la vez, la urinación, la eyaculación o el descanso.

Significado espiritual de las gónadas. El significado espiritual es transmutar, no suprimir la energía sexual de la creatividad más baja, lo que implica que al procear o hacer bebés alcanza una creatividad más alta que lleva a volverse más consciente o acto realizado. La energía sexual puede ser utilizada como el movimiento de los chakras inferiores hacia los chakras superiores, del corazón y los de arriba. Este movimiento sucede mientras maduramos espiritualmente superando nuestros miedos y otras emociones inferiores... la energía sexual se transmuta y activa los chakras superiores donde el amor, la bondad, la inteligencia, la iluminación y la Unidad Divina pueden ser expresados. Este segundo chakra (de procreación) tiene una fuerte conexión con el chakra de la garganta, que es el centro de mayor creatividad e incluye todas las artes. Este es también el chakra de la auto-gratificación, incluyendo el bazo, el sistema urinario y el sistema reproductivo.

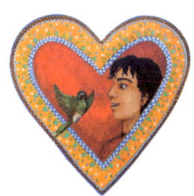

VerMás y Matisse dicen, cuando nos convertimos en adultos, somos capaces de hacer bebés mediante el acto de tener relaciones sexuales o hacer el amor. La acción de hacer un bebé se llama procreación. Esta sección del libro se refiere a las glándulas que están involucradas en la procreación. Las glándulas gónadas masculinas envían mensajes hormonales para activar el cuerpo masculino durante la pubertad, que es cuando el cuerpo de un niño madura en un cuerpo adulto. Algunas de las hormonas activadas causan los siguientes cambios: producción de esperma, desarrollo de masa muscular, cambios en la voz y crecimiento del vello en el área púbica, cara, brazos, piernas y pecho. Los mensajes hormonales también se envían al cuerpo de una niña; sus glándulas gonadales enviarán mensajes a su cuerpo para madurar y convertirse en el cuerpo de una mujer. Algunas de las hormonas activadas inician: la menstruación, el crecimiento de los senos, crecimiento del vello en el área púbica y cambios en la parte de las caderas. Junto con los cambios físicos, también se acompaña el desarrollo emocional y la maduración correspondientes para hombres y mujeres (surgimiento de independencia, separación con los padres, surgimiento de la autosuficiencia, etc.). En otras palabras, cuando el cuerpo de un niño (masculino y femenino) atraviesa la pubertad (que dura varios años) y sus respectivos cuerpos maduran lo suficiente, se vuelven capaces de procrear o tener un bebé. Esta sección explica qué sucede en relación con la parte endocrina u hormonal de la maduración corporal (pubertad) de un niño, lo que le permite producir espermatozoides y la maduración corporal femenina lo que te permite activar la liberación de óvulos, sucede inmediatamente después de que se encuentran el óvulo y el esperma (procreación). La forma en que el esperma y el óvulo se encuentran a través del acto de hacer el amor/tener relaciones sexuales/procreación se explica desde el punto de vista del órgano en la sección ÓRGANOS de este libro.

Significado espiritual: Hay otro tipo de creación que puede tener lugar cuando aprendemos a tomar nuestra energía sexual y transformarla en un amor y bondad hacia todos: plantas, animales, cosas y todos los demás seres humanos. El proceso de esta evolución eventualmente conduce hacia la iluminación o autorrealización. Cada uno de nosotros puede lograrlo encontrando al Dios/al Bueno que habita dentro de nosotros como Usted. La meditación y las acciones auténticas ayudan a una transmutación de esta energía. Este proceso de transmutación eventualmente despierta a uno en un ser espiritual que tiene experiencias humanas, aún más que a un ser humano que tiene experiencias espirituales ocasionales. Las experiencias espirituales son sentimientos dónde puede sentir y *ser* la unidad en que no hay pensamientos o sentimientos de separación con nadie o nada. ¡Todo es una expresión de Dios/Primera Fuente, esas expresiones nunca se repiten y son infinitas en número! En las partes 4 y 5, aprenderemos formas de transmutar energías del segundo chakra procreativo, así como las energías Kundalini y Chi, hacia el área de los chakras superiores.

Glándula Pancréatica   Sistema Endocrino   OMBLIGO / CHAKRA PLEXO SOLAR
Color de Luz: Amarillo

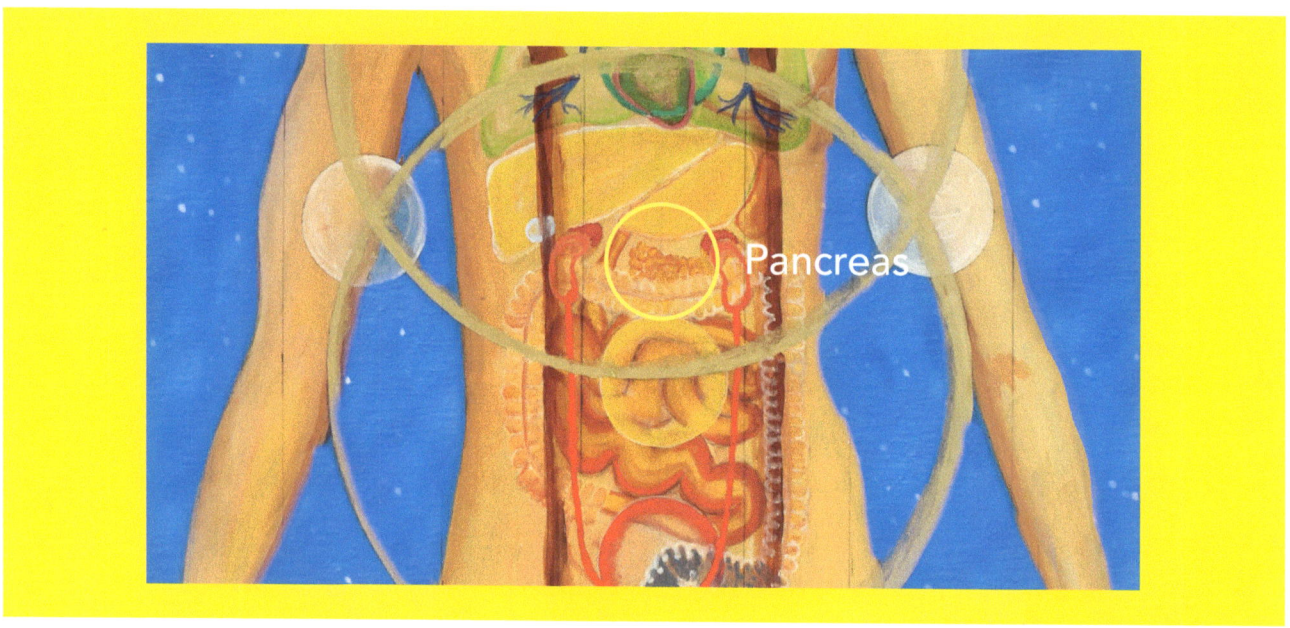

Ubicación. El páncreas es una glándula oblonga estrecha de aproximadamente 6 a 10 pulgadas de largo (15cm x 25cm). Tiene una apariencia de "maíz en la mazorca". Se encuentra en el área del abdomen detrás del estómago. Se asienta horizontalmente sobre los intestinos delgados. La cabeza del páncreas está conectada a la entrada del intestino delgado a través del conducto pancreático. Otra rama del conducto también conecta el páncreas con el hígado y la vesícula biliar. El páncreas secreta sus propios jugos digestivos, los mezcla con los jugos recibidos de la vesícula biliar e hígado y los envía al intestino delgado. Todos los jugos se utilizarán para descomponer o digerir los alimentos.

Función. El páncreas tiene dos funciones principales: La función exocrina (digestiva) utiliza hasta el 95% del páncreas, produciendo tres enzimas digestivas principales para descomponer las grasas, proteínas y carbohidratos. Estas enzimas se depositan y almacenan en pequeños canales que llevan al conducto pancreático central listo para su uso en la descomposición de los alimentos y líquidos que se consumen. La función endocrina (hormonal) produce dos importantes hormonas: el glucagón (células alfa) responsable del aumento en los niveles de glucosa en la sangre y la insulina (células beta), lo que reduce los niveles de glucosa en la sangre. El páncreas es muy importante en el mantenimiento y el suministro continuo de glucosa, el alimento que nutre todas las células del cuerpo. El equilibrio incorrecto de los niveles de glucosa en la sangre, podría causar daños leves a graves en otras glándulas y órganos. Matisse y VerMás lo explican con más detalle.

Significado espiritual. El páncreas tiene que ver con los niveles de energía: cómo usar la voluntad de uno, cómo usar el poder de uno y la disponibilidad de la fuerza interior basada en la calidad de la vitalidad personal. Podemos estar motivados ante el uso de estos niveles de energía por las emociones más bajas o emociones superiores. El páncreas es la batería del cuerpo, el instinto, la intuición baja y la zona de sensibilidad intestinal.

Es el centro primario para manejar y superar las emociones más bajas. Las emociones más bajas incluyen la ira, el odio, los prejuicios, el racismo, la envidia, los celos, la mentira, la codicia y el miedo. El dominio gradual o instantáneo de estas emociones sólo ocurre a través del auténtico desarrollo de las emociones superiores. Es crucial liberarse de la esclavitud de las emociones inferiores. Las emociones más altas incluyen: amabilidad, perdón, consideración, paciencia y compasión. La práctica de las emociones superiores, junto con la meditación, puede disolver y resolver las emociones inferiores.

Los chakras de ombligo y plexo solar pertenecen al chakra de la definición propia. También incluye al estómago, hígado, vesícula biliar e intestino delgado.

De acuerdo con el pancreas VerMás y Matisse dicen que cuando escucha la radio, la música puede ser muy alta o muy baja al oirla. Esto sucede porque el volumen no se ajusta correctamente. Bueno, el páncreas es como la perilla de volumen en su radio: cuando la glucosa está alta, envía insulina para bajarla; cuando el azúcar en la sangre es demasiado baja, el páncreas envía la glucosa! La glándula pituitaria ayuda a alertar al páncreas cuando el "volumen" o las porciones de glucosa son incorrectas.

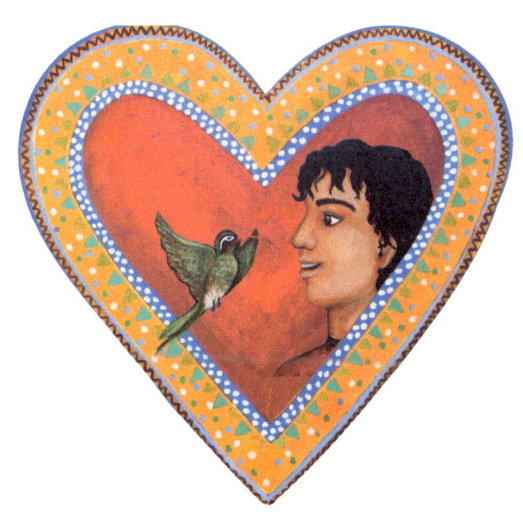

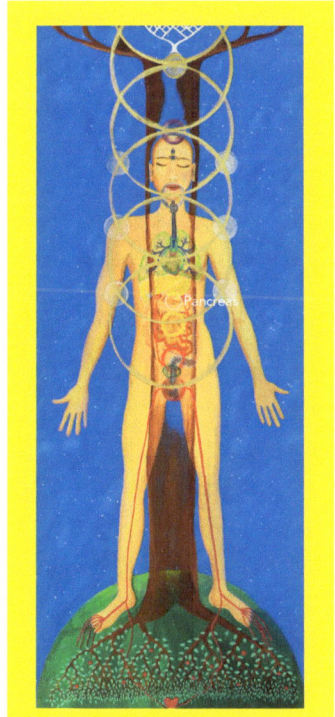

Significado espiritual. El páncreas es también donde manejamos y almacenamos las emociones más bajas, como el enojo. Las emociones inferiores son poderosas y destructivas porque pueden controlarlo en lugar de usted controlarlas. Por lo tanto, es importante resolver y transmutar las emociones inferiores como el enojo y el miedo. Podemos hacer esto actuando a través de la meditación y haciendo esfuerzos para tratar los temas que incitan a las emociones inferiores.

Nota: En la parte 4 y 5 se discuten en detalle las formas de sobrevivir ante las bajas emociones y como desarrollar las emociones altas.

Glándula Timo   Sistema Endocrino   CHAKRA DEL CORAZÓN   Color de luz: Verde

A veces llamada la glándula del "corazón superior" o "asiento de la intención".

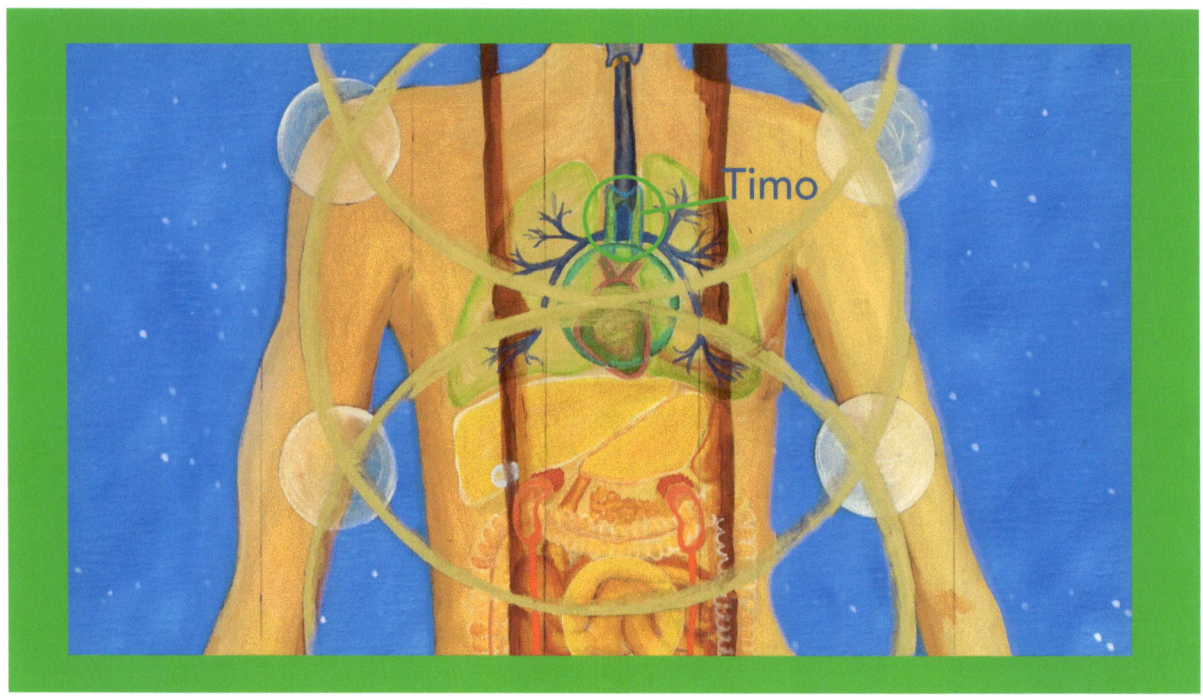

Ubicación. La glándula del timo "se sienta" en el corazón, entre los pulmones y rodea la tráquea inferior, el tubo que conduce a los pulmones.

Función. La glándula del timo secreta hormonas que permiten que el cuerpo crezca a través de las diferentes etapas de la vida: la infancia, la pubertad y la edad adulta. Es más activa en las etapas iniciales de la infancia y la pubertad cuando se desarrolla el sistema inmunológico. Según nuevos estudios después de la pubertad, comienza su declive en la actividad y está directamente relacionada con el proceso de envejecimiento, ya que es menos capaz de defenderse de enfermedades.

El timo produce las hormonas que juegan un papel vital en la producción y el desarrollo de los linfocitos T del sistema inmunitario (células T). Las células T desempeñan un papel estratégico en la lucha contra patógenos extraños (gérmenes, bacterias y hongos) que pueden ingresar al cuerpo. Hay tres tipos de células T: 1) *células T cito-tóxicas* que terminan directamente o matan las células infectadas; 2) *las células T auxiliares* implican la producción de células B (que almacenan la memoria de infecciones pasadas y patógenos específicos de su cuerpo) y activan otras células T para atacar a los invasores extranjeros; y 3) *las células T reguladoras* que actúan como "policías" de las células T y las células B, lo que aumenta su capacidad para proteger el cuerpo. La médula ósea es el "área de entrenamiento" (durante toda la infancia) donde las células T inmaduras se liberan en el torrente sanguíneo y viajan al timo, para recibir más instrucciones. Solo el 2% está capacitado para saber qué células son extrañas al cuerpo y cuáles no. Estas células T maduras se aíslan en la corteza del timo hasta que se necesitan; de lo contrario, pueden tener un efecto adverso y volverse auto sensibilizadas, lo que hace que ataquen las células buenas del cuerpo.

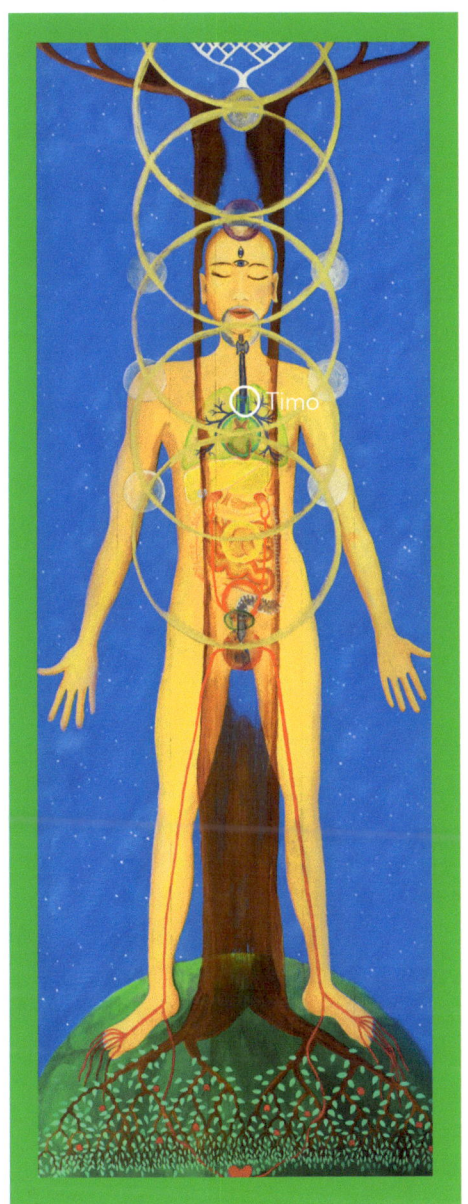

En algunas tradiciones orientales, a medida que uno envejece y se prepara para la muerte, el énfasis está en la evolución espiritual, donde las experiencias de energía de amor universal son altamente valoradas. Estas energías también mejoran la calidad de la salud y, por lo tanto, el sistema inmunológico para aquellos que se conectan y desarrollan estas prácticas de energía sutil superior; especialmente la meditación donde se liberan endorfinas, serotonina y melatonina ¿Qué mejor manera hay para vivir y dejar el cuerpo con un corazón lleno de amor?

Significado espiritual. El timo se considera el corazón más alto. Conecta y une el corazón propio del amor con el corazón superior (usted es nosotros), con TODO el amor universal. Está estrechamente conectado y trabaja en conjunción con los pulmones (aire) y la garganta (voz, capacidad de hablar). Cuando el corazón, el timo y la garganta están sincronizados o coherentes, con la intención (de la mente) entonces uno experimenta y vive del "corazón superior." El **"asiento de la intención"** funciona junto con el corazón, el timo y los pulmones, ya que la intención también circula más en el cuerpo a través de los pulmones, por la sangre. Así que la intención o la motivación de uno detrás del pensamiento es crucial, tan coherente que el timo realiza alianzas con: el corazón, la garganta, los pulmones y la tráquea (el método del aire para viajar desde la nariz hasta los pulmones).

Este es el chakra de la auto-aceptación e incluye (linfa) el sistema inmune, la presión sanguínea y la circulación de la sangre.

VerMás y Matisse dicen que la glándula del timo tiene la forma de una hermosa mariposa con dos colas largas. La mariposa está sentada en su corazón y abraza la parte inferior de un tubo largo llamado tráquea. El timo hace "soldados": células T, células B y antígenos que protegen el cuerpo. Ellos defienden el cuerpo mediante la identificación de los "chicos malos" como gérmenes, bacterias y hongos que podrían enfermarnos. El timo entrena a estos diferentes grupos de soldados y todos ellos tienen sus respectivas responsabilidades. Lo más importante a recordar es que todos trabajan juntos para asegurarse de que el cuerpo completo esté a salvo de gérmenes y bacterias para que las otras partes del cuerpo puedan hacer su trabajo.

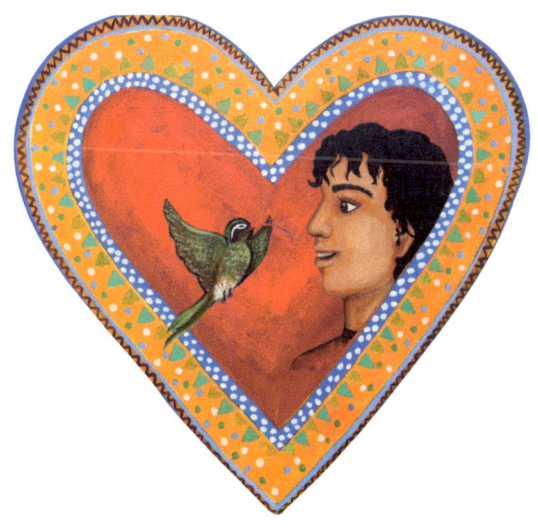

Glándula Tiroides

Sistema Endocrino
Color de luz: Turquesa

CHAKRA DE GARGANTA

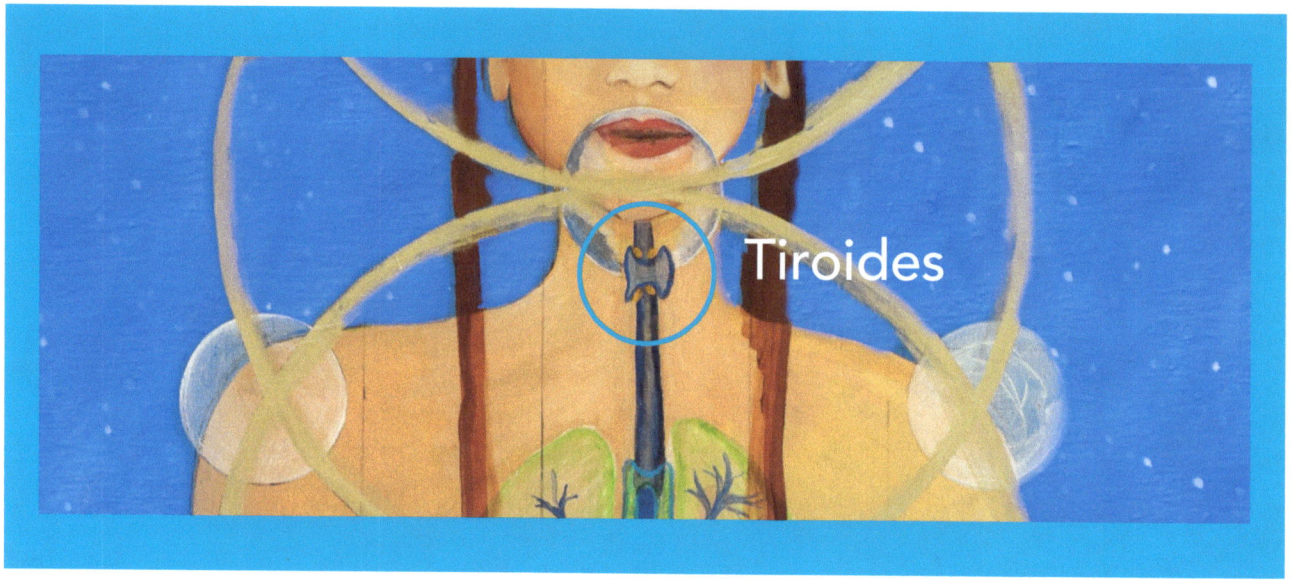

Ubicación. La tiroides es otra glándula en forma de mariposa ubicada en la base frontal del cuello en la parte superior de la tráquea. Tiene 2 pulgadas de largo (5cm).

Función. La tiroides usa yodo tomado de los alimentos para producir dos hormonas principales: Triiodothyronine (T3) y Thyroxin (T4). Funciona junto con el hipotálamo y las glándulas pituitarias para asegurarse de que los niveles de estas hormonas sean correctos. T3 y T4 viajan por todo el cuerpo y se comunican con cada célula sobre sus respectivos "trabajos". Son como los generales o reguladores principales de las células, transmitiendo siempre mensajes sobre lo que necesitan las diferentes partes y células del cuerpo. Lo necesario depende de lo que el cuerpo esté haciendo en un momento particular. ¿El cuerpo está corriendo? Luego, está haciendo ejercicio y necesitará más aire de los pulmones y más sangre para alimentar a todas las células que usan la energía. ¿El cuerpo está comiendo? Entonces, el cuerpo necesitará todos los órganos y glándulas necesarios para ayudar a digerir los alimentos.

La tiroides hace esto secretando hormonas que controlan el metabolismo. El metabolismo es cómo las células del cuerpo usan energía cuando los órganos, glándulas, músculos, cerebro, etc. necesitan energía para realizar ciertas funciones, procesos y actividades. Algunos ejemplos de cómo estas hormonas regulan las funciones vitales del metabolismo según sea necesario son: respiración, frecuencia cardíaca, sistema nervioso, peso corporal, fuerza muscular, temperatura corporal, niveles de colesterol y más... estas funciones se ven afectadas por lo que la mente y las emociones del cuerpo hacen y necesitan. Leer un libro requiere una *frecuencia cardíaca* diferente a la de cuando está corriendo. Meditar requiere menos energía para *el sistema nervioso* que cuando está acelerado. Se requieren diferentes *temperaturas corporales* cuando hace calor en lugar de frío y congelación. Estos son algunos ejemplos de los cambios físicos de cómo el metabolismo afecta las diferentes partes del cuerpo cuando está involucrado en distintas tareas. El metabolismo también afecta las partes correspondientes en el cuerpo: mentalmente (estrés, preocupación, charlas mentales excesivas) y emocionalmente (llanto/tristeza, alegría, ansiedad, celos y gratitud).

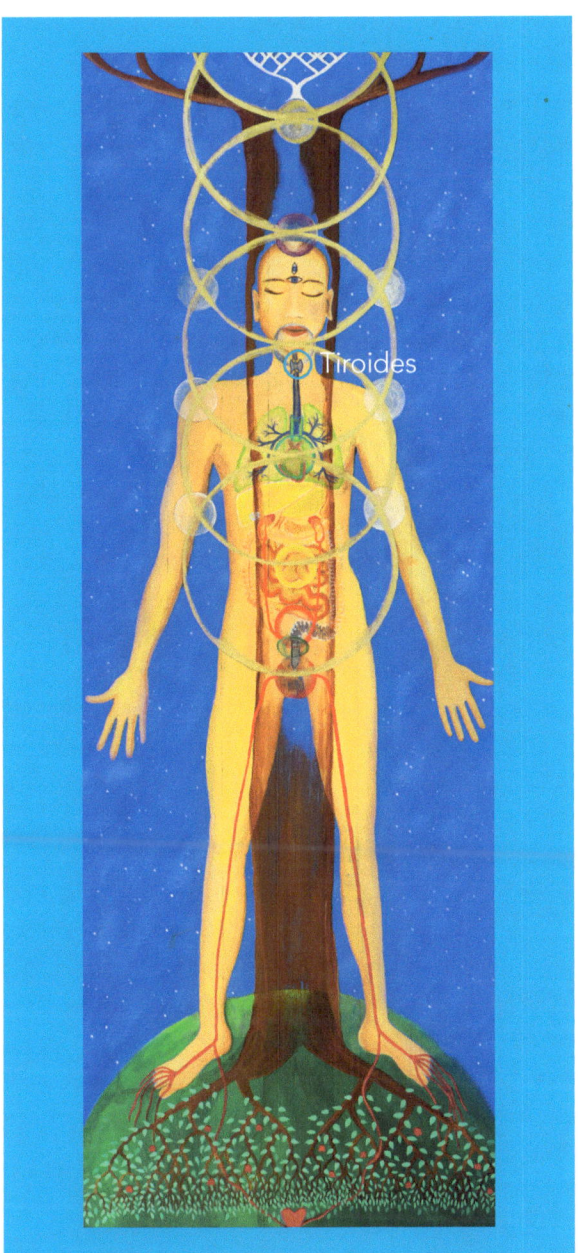

Significado espiritual. El chakra de la garganta trata la capacidad de expresar, específicamente con la capacidad de decir la verdad. Cuando la verdad personal y la verdad universal se convierten en UNO, entonces se pueden experimentar estados de conciencia más elevados. La definición original de la palabra "kosher" significaba que solo salían palabras puras o verdad de la boca. La verdad es lo más importante, incluso más importante que lo que te metes en la boca, comida.

Este es también el chakra de la expresión creativa. Cuando la energía del chakra de proceación (sexo) es elevada al chakra garganta (creatividad); la energía comienza a trasmutarse en expresiones creativas. Las expresiones creativas son las artes y en todas las formas: la música, la literatura, la pintura, la escultura, el cine, la poesía, arquitectura, fotografía, diseño. Las expresiones creativas más elevadas son espirituales. El desarrollo del Ser espiritual de uno disuelve todas las separaciones en todas sus formas; en pensamiento, sentimiento y acción. Eventualmente, estas prácticas espirituales nos llevan a la UNIDAD o la auto-realización. Este es el chakra de la auto-expresión.

VerMás y Matisse dicen que la tiroides tiene dos generales que viajan por todo el cuerpo: T3 y T4. Informan a otros dos "generales" de la glándula, uno trabaja en la glándula pituitaria y el otro en el hipotálamo. El objetivo de todos los generales y sus respectivos trabajos, es el mismo y son interdependientes. Se aseguran que todo en el cuerpo del "motor" con todas sus partes celulares (corazón, pulmones, estómago, etc.) estén trabajando juntas correctamente. También se aseguran de que todas las piezas tengan la energía necesaria para el buen funcionamiento.

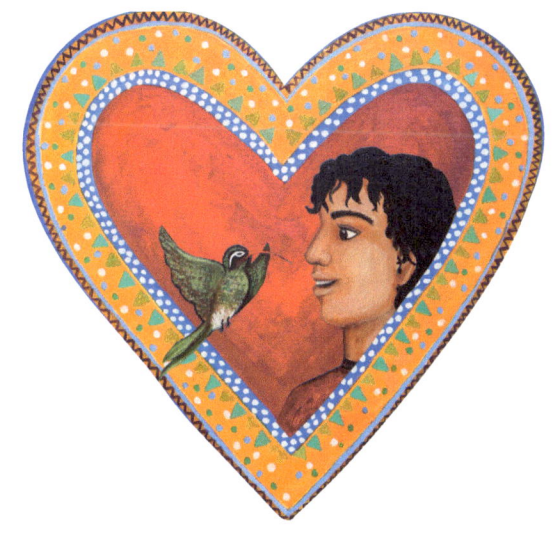

Glándula Paratiroides   Sistema Endocrino   CHAKRA DE LA GARGANTA   Color de luz: Azul

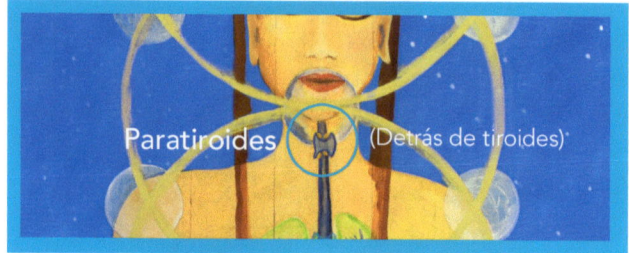

Ubicación. Las glándulas paratiroides son cuatro pequeños grupos de mini glándulas que se encuentran detrás de la tiroides en la tráquea.

Función. Esta glándula secreta la hormona paratiroidea (PTH). El único trabajo de esta hormona es regular los niveles de calcio en todo el cuerpo. La primera función del calcio es con el sistema nervioso. Una vez que se han atendido las necesidades del sistema nervioso, la paratiroides luego suministra calcio a los huesos para su crecimiento y mantenimiento. El calcio es el único mineral que tiene su propia glándula; así es de importante para el sistema nervioso y los huesos. El sistema nervioso debe tener cantidades suficientes en todo momento porque facilita la eficiencia en la capacidad de comunicación del cuerpo, que es eléctrica. Sin la información correcta comunicada en el momento adecuado, el cuerpo corre el riesgo de sufrir una comunicación incorrecta o cruzada. Lo hace directamente dentro de todos ellos, enviando mensajes eléctricos a través del sistema nervioso del cerebro al cuerpo y del cuerpo al cerebro. El calcio también proporciona energía eléctrica y comunicación a todos los músculos y al sistema esquelético (huesos).

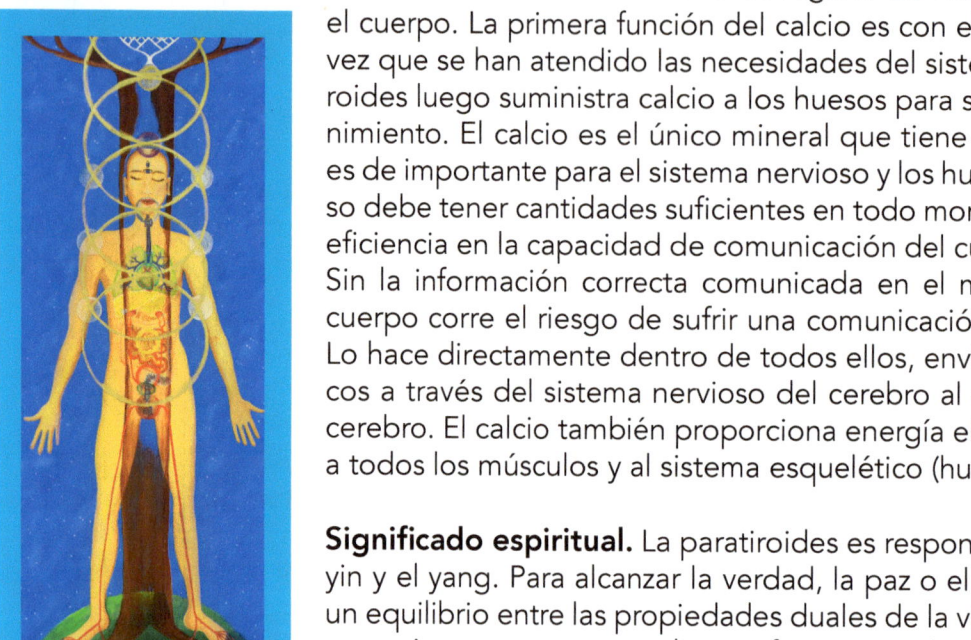

Significado espiritual. La paratiroides es responsable del equilibrio del yin y el yang. Para alcanzar la verdad, la paz o el amor, debe alcanzarse un equilibrio entre las propiedades duales de la vida. Ejemplo: Todos los seres tienen rasgos masculinos y femeninos dentro de ellos: el hombre es la facultad de razonar, siendo de la mente y la mujer representa la facultad de los sentimientos, del corazón y de las emociones. La verdad se produce cuando los rasgos masculinos y femeninos, se desploman y resurgen. La alineación de los rasgos permite el apoyo (en lugar de la oposición) y el "mejor de ambos" crea el equilibrio de la mente y el corazón. El equilibrio, la reevaluación y la realinación de todas las dualidades crean más oportunidades para la verdad superior y por lo tanto más experiencias de amor y paz.

Este es el chakra de la auto-expresión.

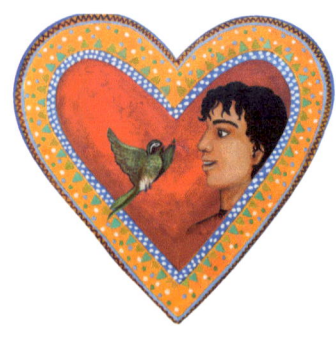

VerMás y Matisse dicen que la paratiroides se ocupa SOLO de una cosa, el calcio. El calcio es un mineral que se encuentra en los mariscos, productos lácteos y algunas verduras. El calcio necesita principalmente el sistema nervioso para que pueda enviar correctamente los mensajes eléctricos de *radio* hacia atrás y adelante entre el cuerpo y el cerebro, y directamente dentro de un área determinada. También es necesario que los músculos se comuniquen eléctricamente, indicando qué músculos usar en diferentes momentos: para digerir los alimentos, para correr, para pintar o pescar. Por último, el calcio se usa para todos los huesos: en su crecimiento, en su mantenimiento y en el fortalecimiento. La paratiroides se asegura de que estas diferentes partes de su cuerpo obtengan la cantidad correcta de calcio para el sano funcionamiento.

Glándula Hipotálamo   Sistema Endocrino   CHAKRA TERCER OJO (horizontal)   Color de luz: Azul Índigo

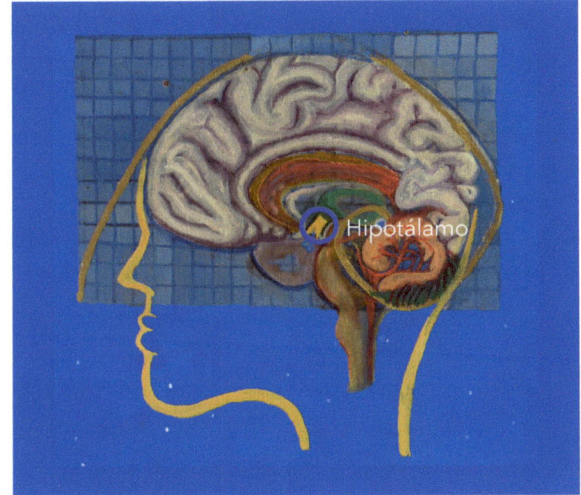

Ubicación. El hipotálamo está situado en el cerebro por debajo del tálamo, encima de la glándula pituitaria y es del tamaño de una almendra.

Función. El hipotálamo produce hormonas liberadoras e inhibidoras que trabajan íntimamente con la glándula pituitaria o glándula madre. Trabajan juntos y apoyan a las otras glándulas en su cuerpo para hacer que las hormonas beneficien y protejan su salud. El hipotálamo (junto con la pituitaria) está involucrado en la mediación de todo el sistema endocrino, así como las funciones automáticas y de comportamiento. Esto es controlado por la liberación de 8 hormonas principales que tienen que ver con lo siguiente: regulación de la temperatura, envíar mensajes de calor y frío, los cuales corresponden a los comportamientos de sudoración y temblores. También controla la ingesta de alimentos y agua, hambre, pérdida de apetito y sed. El hipotálamo afecta la digestión, a través de la glándula pancreática, el comportamiento sexual y la reproducción a través de las glándulas gónadas, es decir, en la pubertad. También controla los ciclos diarios en estados fisiológicos y de comportamiento tales como estados de día y noche/dormir y estar despierto. El hipotálamo además modera las respuestas emocionales a través de las glándulas suprarrenales: placer, miedo, amor, ira y compasión, con las respuestas correspondientes del cuerpo.

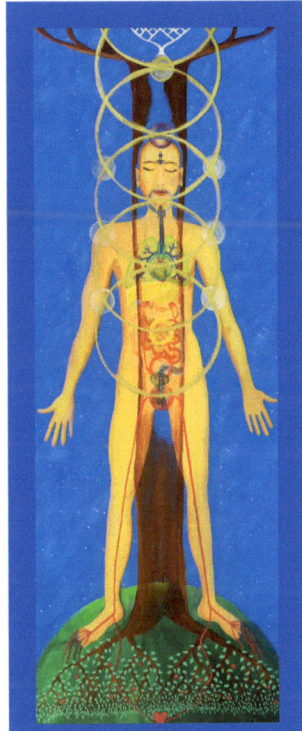

Significado espiritual. Es el centro de las facultades mentales superiores y la voluntad superior. Está directamente conectado con el plexo solar y voluntad inferior. El hipotálamo implica la capacidad de entender los conceptos abstractos. Es el centro de la inteligencia activa que se inspira en la voluntad divina o sin ego. El hipotálamo estimula y aumenta la capacidad de las experiencias clarividentes (auditivas) y experiencias intuitivas (vista). La glándula hipotálamo, pituitaria y pineal (ojo interno, tercer ojo) trabajan juntas, aumentando las capacidades mentales y espirituales. A medida que se desarrolla la conexión interna entre estas tres glándulas, se vuelven más coherentes y trabajan en sincronía garantizando experiencias más elevadas de clarividencia e intuición.
Este es el chakra de la auto-expresión.

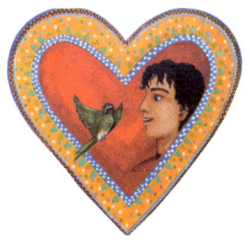

VerMás y Matisse dicen que la glándula del hipotálamo es como un conductor en una orquesta. Esta glándula también funciona con otras dos glándulas, la pituitaria y la pineal. Cuanto mejor trabajen las glándulas, mejor será la función, la salud del cuerpo, la mente y las emociones, lo que promueve y acelera la aparición del Espíritu. Esta glándula se encarga de las partes de la *orquesta* que involucra todo el sistema endocrino: especialmente las glándulas suprarrenales las gónadas, el sistema digestivo y la regulación de la temperatura corporal.

Glándula Pituitaria   Sistema Endocrino   CHAKRA TERCER OJO (horizontal)   Color de luz: Azul Índigo

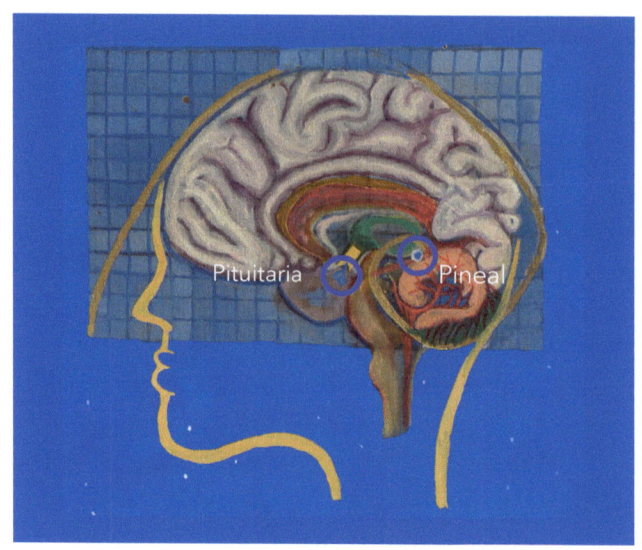

Ubicación. La glándula pituitaria es del tamaño de un chícharo. Está unida por un tallo delgado a la base del cerebro, detrás del puente de la nariz. La pituitaria tiene dos lados o lóbulos distintos, el anterior y el posterior.

Función. Es la glándula dominante pues controla otras glándulas hormonales endocrinas. Tiene lóbulos anterior y posterior, cada uno con funciones diferentes. El lóbulo posterior no produce hormonas, sino que es un lugar donde las almacena. Sólo segrega 2 hormonas, un antidiurético (ADH) que regula los niveles de agua y la presión arterial. Las otras hormonas son la oxitócina (en mujeres) para la contracción uterina, para la lactancia y la testosterona, (en hombres) para el desarrollo de tejidos reproductivos masculinos en los testículos y la próstata. El lóbulo anterior produce hormonas propias que son proteínas y glicoproteínas secretadas y que ayudan a regular: (1) las glándulas suprarrenales para las hormonas del crecimiento, (2) la glándula tiroides y sus hormonas estimulantes (TSH), (3) las glándulas gónadas: hormona ovárica pro-lactina (GH) en las mujeres y hormonas testiculares en los hombres y (4) hormona folículo estimulante (FSH) para la piel sana. La pituitaria también trabaja junto con el hipotálamo para determinar las necesidades exactas del cuerpo para las glándulas antes mencionadas. Otra hormona muy importante producida en la pituitaria son las endorfinas. Las endorfinas proporcionan la secreción de "felicidad" para el cerebro y el sistema inmunológico en general. Las endorfinas contribuyen a la facilidad y coordinación general con todos los sistemas dentro del cuerpo y sus respectivos órganos.

Significado espiritual. La glándula pituitaria también es centro de la intuición psíquica y superior, conocer a través de la percepción divina, que es el conocimiento directo, más allá de la dualidad. La percepción interna se obtiene a través del desarrollo de la intuición; la pituitaria es también el centro de mayor voluntad. La voluntad superior es universal y está conectada a una menor voluntad propia del plexo solar. Existe una relación entre el chakra del tercer ojo y el plexo solar, con respecto al control inteligente y la disciplina; la evolución de las emociones, especialmente para la comprensión y la compasión son inevitables. La pituitaria controla el cerebro izquierdo (cerebro racional), el ojo derecho, el oído derecho y el lado derecho del cuerpo. Es la glándula madre porque facilita el flujo de corriente eléctrica a todas las otras partes del cuerpo asegurando una armonía o "felicidad" entre todos los sistemas. Encontrará mas detalles en la parte 5. Este es el chakra de la auto-reflexión.

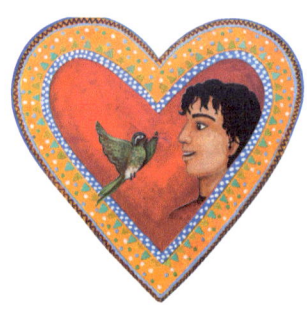

VerMás y Matisse dicen que la glándula pituitaria es la glándula principal del cuerpo. La pituitaria trabaja muy de cerca con el hipotálamo en algunas glándulas específicas y todas las glándulas en general. Esto lo hace asegurándose de que todas las partes del cuerpo tengan corrientes eléctricas que fluyen por todas partes de una manera armoniosa. También crea hormonas importantes para el cerebro y la piel. Es como un gran conductor diciendo qué instrumentos (glándulas) tocan a continuación, cuales descansan, para tocar juntos y cuando todos necesitan estar tocando o todos descansando. El "tocar" o "descansar" es cuando se activan (liberar hormonas) o desactivan (inhibir) las hormonas de su respectiva glándula (instrumentos).

Glándula Pineal   Sistema Endocrino   CHAKRAS DE TERCER OJO (vertical) Y CORONILLA
Color de luz: Violeta

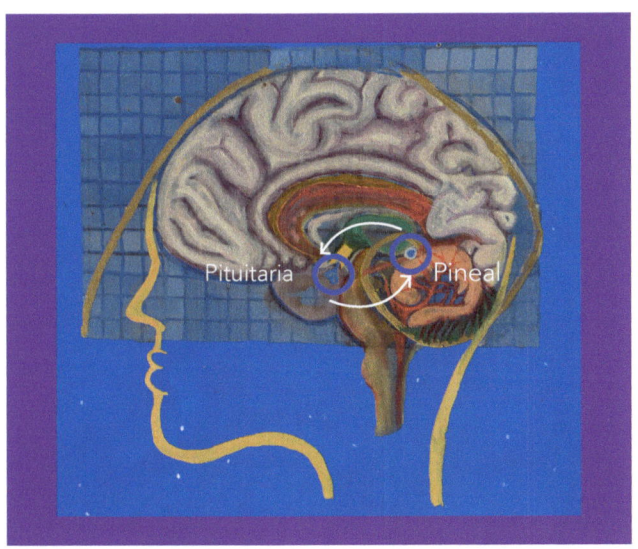

La carga eléctrica entre la glándula pituitaria y la glándula pineal (establecidad durante la meditación) abren los dos terceros ojos (uno entre los ojos, horizontalmente y el otro está verticalmente en el centro de la frente).

Ubicación. La glándula pineal está metida en el surco de los 2 hemisferios del cerebro donde se une el tálamo. Es del tamaño de un chícharo, cerca de 8 mm y tiene la forma de una piña. En muchas culturas la piña representa la glándula pineal.

Función. La glándula pineal produce y libera sólo una hormona conocida, la melatonina. La melatonina afecta los patrones del sueño/vigilia al llamado ritmo circadiano, basado en un ciclo biológico de 24 horas. La glándula pineal también afecta los patrones de ritmo estacionales más largos y los ritmos de crecimiento de por vida. La hormona es sensible a la luz porqué las células ópticas pineales son sensibles también. La exposición a la luz disminuye la secreción y la oscuridad la aumenta. La glándula pineal además tiene control sobre las glándulas gónadas en cuanto al momento de la pubertad y ayuda en el desarrollo adecuado, el funcionamiento de las respectivas glándulas y órganos masculino y femenino. La melatonina también es responsable de combatir los radicales libres. Los radicales libres son moléculas de oxígeno que se vuelven estresadas o divididas y/o tienen electrones no emparejados. Estos radicales libres causan daño a las células, las proteínas y el ADN y son el comienzo de muchas enfermedades. La falta o la disminución de la producción de melatonina también puede desencadenar el proceso de envejecimiento. La serotonina es un neurotransmisor, un químico "feliz", y se transforma en melatonina en la glándula pineal. Algunos creen que la conexión de la glándula pineal con sus células ópticas ayuda a uno a "ver" y es por eso que se llama la "puerta a la conciencia superior". Se dice que, cuando se activa, algunos pueden "ver" a través de la *ilusión,* en otros mundos y dimensiones.

Significado espiritual. El chakra corona y frente (ojo vertical) es el centro de la conciencia espiritual y la unidad Divina/Cristo/Buda/Conciencia Cósmica, donde se experimenta una expansión de iluminación Divina. En este estado, uno siente una bondad amorosa para todos, un amor universal y un deseo de servir a Todos. La compasión, el conocimiento directo, la percepción interna directa, el deseo incesante de servir a los demás son rasgos de uno con un chakra de la frente despierta. Cuando todos los chakras están alineados y trabajando juntos en armonía y usted está viviendo y siendo veraz en todos los aspectos de su vida (reflejado en la glándula pituitaria), entonces la probabilidad de despertar su pineal se incrementa exponencialmente. Cuando estas dos glándulas se conectan y se cargan eléctricamente es cuando experimentamos la experiencia de Dios, Cristo, Buda o Conciencia Cósmica. La glándula pineal controla el lado derecho del cerebro (cerebro intuitivo), el ojo izquierdo, el oído y el lado izquierdo del cuerpo. Este es el chakra del auto-conocimiento.

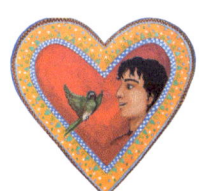

VerMás y Matisse dicen que la glándula pineal produce sólo una hormona, la melatonina. La melatonina ayuda a manejar el reloj de tu cuerpo durante el día y la noche, el reloj para el ciclo más largo de crecimiento desde niño, adulto y anciano. La melatonina también limpia el cuerpo de las células dañadas sueltas que si se quedan podrían convertirse en enfermedades. Lo más importante que hace la glándula pineal es conectarnos con los reinos superiores o expandidos del ser a través de la meditación. Algunos lo llaman la glándula "Dios/Creador/Primera Fuente" porque cuando se activa a través de la meditación y las acciones correctas, puedes conectarte directamente con *Dios*. En estados conectados más altos, simplemente SABES cosas (sin estudiar), porque no estás separado de nada, eres UNO con todo. Debido a esta sensación de "unidad", sientes amor y tienes compasión por toda la vida. El saber directo sucede porque te das cuenta que eres parte del Infinito Divino con un alma que es parte del Espíritu y que solo reside temporalmente un cuerpo (contenedor) en un mundo holográfico.

Parte 3 Órganos del Cuerpo

Cerebro: el sistema nervioso del cuerpo humano
Corazón: el sistema circulatorio
Pulmones: el sistema respiratorio
Hígado: el sistema digestivo
Bazo: Parte del sistema linfático
Estómago: el sistema digestivo
Intestino delgado, intestino grueso (colon, recto, ano): el sistema digestivo
Vesícula biliar: el sistema digestivo
Riñones, uréteres, vejiga y uretra: el sistema urinario
Sistema reproductivo:
    Órganos femeninos: vagina, clítoris, vulva, útero, cuello uterino, senos;
    Órganos masculinos: pene, sacos testiculares, próstata

Tenga en cuenta. Los órganos, así como las glándulas son más complicados e intrincados dentro de sí mismos y en su función. Están todos interconectados a lo largo del cuerpo. Las explicaciones contenidas aquí son básicas, se fomenta el estudio y la investigación. Se ha tomado La libertad para presentar explicaciones de algunos de los órganos de una manera no convencional. Históricamente, el papel "mágico" que estos órganos juegan en nuestros cuerpos ha sido ignorado o minimizado por muchas culturas. Por lo tanto, con respeto, se hizo un esfuerzo por elevar su importancia y estatura. Se toma un enfoque menos mecánico, se reemplaza por una actitud de aprecio y gratitud. Las actitudes positivas, como la gratitud y la apreciación, son factores importantes en la curación. Estas actitudes positivas no solo sanan el cuerpo, sino que también curan la mente, las emociones mismas que permiten que la expresión del alma emerja y se RE-UNA con el Espíritu.

GLOSARIO

Órgano es la parte de un organismo autónomo y tiene una función vital específica, como el hígado y el corazón en los seres humanos. Los órganos tienen tareas especializadas y sus funciones respectivas se agrupan en sistemas. Los ejemplos son: la tarea del sistema circulatorio es mover la sangre que el corazón del órgano instrumental está haciendo. La tarea del sistema digestivo es descomponer los alimentos en partes pequeñas que el cuerpo puede utilizar; los órganos del estómago, los intestinos delgado y grueso ayudan a lograr esta tarea. La tarea del sistema nervioso es actuar como una red de comunicación que conecta todas las partes del cuerpo; el cerebro, la médula espinal y los nervios son órganos que ayudan a lograr esta tarea.

Chakra significa rueda o disco, como en los discos de la médula espinal, donde la energía (fuerza vital de vida) fluye y circula por todo el cuerpo. Hay siete centros de energía de discos principales que comienzan en la base de la espina (materia) y circulan hasta la corona de la cabeza donde la energía se encuentra con la conciencia de energía cósmica o divina. En el significado más completo de esta palabra sánscrita, chakra es cuando la energía del disco inferior localizado en la columna inferior puede viajar (a través de la meditación y superando las emociones inferiores) hasta el chakra de la corona. Cuando las energías purificadas de la materia se mezclan con las energías divinas es cuando podemos experimentar una vida más saludable y vibrante. Todo el punto es que cada uno de nosotros es divino ya, sólo necesitamos volver a conectar materia/cuerpo con el chakra de la corona superior/espíritu. **Yoga** significa la unión de los cuerpos físico, mental y las emociones con el Espíritu.

Toro es un campo de energía "en forma de rosquilla" que alimenta o genera su propia energía girando su campo en un movimiento circular. La energía comienza desde el anillo interior inferior de la rosquilla, atraviesa el centro (de la rosquilla) y fluye hacia arriba y hacia afuera, hacia el exterior o el perímetro de la rosquilla y hacia atrás, hacia y por el centro, repitiendo infinitamente estas revoluciones (hasta que la energía muere o se transforma en otra forma). Algunos toros tienen centros de dilución más pequeños y algunos más grandes y vienen en tamaños infinitos para acomodar la estructura de la materia. Ejemplos de campos toro en varios tamaños alrededor de la estructuras de la vida son: el cuerpo de todos (forma/materia), el corazón de todos (forma/materia), cada planeta (forma/materia), todas las estrellas (forma/materia), cada sol (forma/materia) y galaxia (forma/materia).

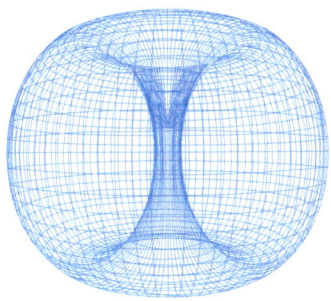

Figura 1. El Toro tiene un campo de energía en forma de "dona".

Campos de Toros de la forma humana (figura 2). Las formas humanas tienen dos campos electromagéticos del Toro. El que rodea el cuerpo atraviesa la médula espinal a través de la parte superior de la cabeza y recircula continuamente. El corazón tiene su propio campo Toro. Ambos campos ganan esfuerzo a medida que maduramos emocional y mentalmente.

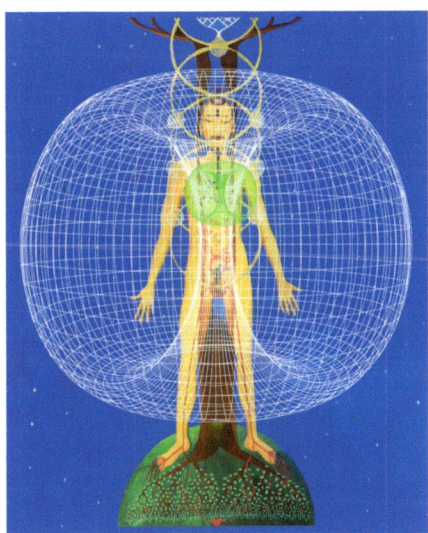

Nota: Para obtener más información, hay videos de You Tube disponibles en Flor de Vida (en esferas 3D, su forma circular plana) y campo de toro. ¡Busque y encuentre su favorito! También busque Buckminster Fuller, Nassim Haramein y Dan Winter para obtener más información y explicar estas estructuras geométricas que la energía toma como su patrón o plano para la materia.

Cerebro: parte del sistema nervioso

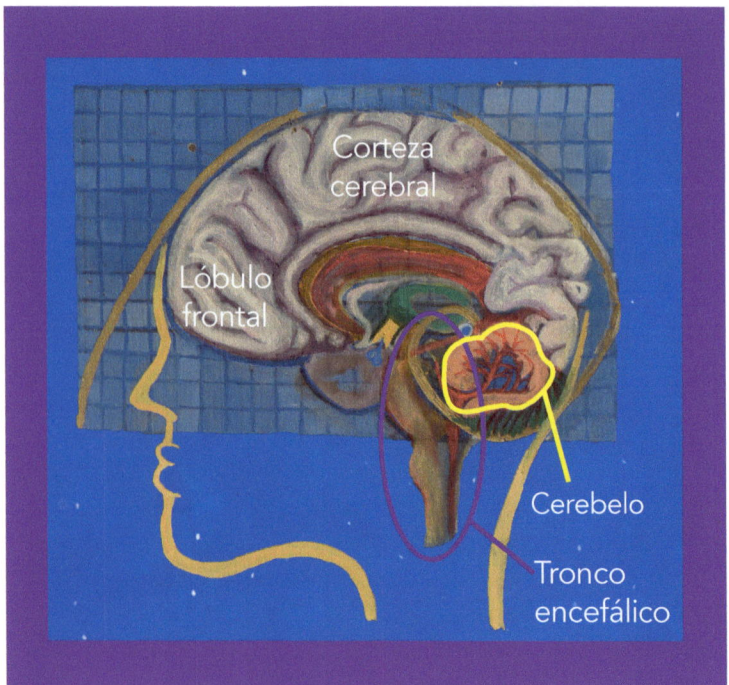

Figura 1. La estructura de la cabeza, donde se ubica el cerebro, se basa en la proporción de PHI, reflejada por la secuencia de Fibonacci, la espiral de Fibonacci o rectángulo dorado.

Ubicación. El cerebro se encuentra en la cabeza. Consiste en una masa suave y enrevesada de materia gris y blanca que controla, coordina las acciones mentales y físicas a través de corrientes eléctricas que están conectadas al resto del cuerpo por la médula espinal; desde la médula espinal, los nervios se ramifican por todo el cuerpo de forma fractal.

Sectiones del cerebro.

El cerebro incluye (1) la sección superior llamada corteza y (2) la sección de la frente o el lóbulo frontal. Estas regiones son donde residen los pensamientos superiores (resolución de problemas), numerosas posibilidades y emociones maduras o evolucionadas. Esta sección del cerebro se vuelve exponencialmente más activa y accesible cuando está integrada y conectada al corazón y la intuición.

La parte inferior o del tronco cerebral se conoce como el primer cerebro/primitivo/o reptiliano. La mente del tronco encefálico/primitivo/reptiliano tiene sus correspondientes respuestas emocionales de rango medio a bajo, que implican respuestas no-pensativas, reactivas e instintivas. Las respuestas emocionales más altas, maduras o evolucionadas se encuentran en las áreas de la corteza y del lóbulo frontal del cerebro. El área del tronco cerebral incluye las siguientes regiones: tálamo, cerebro medio, protuberancia y la médula. El nervio vago también está unido directamente al tronco cerebral.

Esta sección estará dedicada a las diversas concepciones y conceptos erróneos sobre el cerebro y se tratan a continuación para su consideración.

El cerebro es el más complejo de todos los órganos. Nuestros cerebros nos están dando constantemente conciencia de nuestro ambiente y de nosotros mismos. Esto lo hace procesando continuamente y proporcionando un flujo constante de datos sensoriales. El cerebro es básicamente un *perceptor* y *receptor* de información. La información que es recibida y percibida por él, es usualmente y puede ser influenciada por creencias: personales, religiosas, políticas y/o culturales. La información basada en creencias corre una mayor posibilidad de ser distorsionada, alterada o racionalizada; generalmente inclinándose hacia la respectiva creencia. Una forma común en que puede surgir un conflicto o *disonancia cognitiva* es cuando la información entrante y las creencias no son las mismas. La causa primaria de la enfermedad es el conflicto. El cuerpo sabe cuándo la información recibida no es "correcta" o contraria a la creencia. Para remediar el conflicto la mente del ego se niega a escuchar la información percibida y encuentra una manera de racionalizar la información. La sabiduría del cuerpo es por lo tanto ignorada. Este es el punto exacto donde el conflicto surge y vive... muchas veces alimentado por creencias racionalizadas.

Otro concepto erróneo sobre el cerebro implica la concepción. El cerebro no resuelve problemas, no concibe ni crea ideas. La mente superior resuelve y concibe a través de la imaginación. La imaginación es donde reside la creatividad, no en el intelecto. Grandes mentes como Tesla, Gandhi y Einstein pueden dar testimonio de esto, ya que sus ideas no provienen de la tediosa obra del intelecto, sino de la inspiración y la imaginación. El trabajo surgió después de demostrar y apoyar la nueva idea. Cuando uno usa la mente superior para concebir, la probabilidad de tener información no percibida y recibida no conflictiva es mayor. Esta es la eficiencia que puede convertirse en una parte del proceso de tener un intelecto no conflictivo. Cuanto más libre es de un estado de conflicto (entre las creencias y la información no conflictiva recogida), más eficiente y útil puede ser el intelecto en apoyo de la nueva idea concebida en la imaginación.

Por lo tanto, es de suma importancia que redefinamos y reasignemos los diferentes trabajos del cerebro. El cerebro, basado en la definición del diccionario, es un órgano que recopila datos. Entonces es un perceptor y receptor de información. Una mente más alta es concebidora de ideas y puede crear a través de la imaginación. La reasignación de puestos de trabajo con esta nueva división de las tareas aporta claridad, disminuye en gran medida los conflictos, el parloteo mental y el trabajo innecesarios. Los conflictos y asignación suceden en el cerebro para hacer el trabajo de la mente superior imponiendo estrés al cerebro (y en el cuerpo), dándole un trabajo que no está diseñado para hacer. Esta es la causa de mucha miseria.

Después de redefinir las tareas del cerebro, uno puede ser incluso más eficiente al calmar las emociones y la mente a través de la meditación. Todas las grandes mentes, incluidas las mencionadas anteriormente, pueden dar testimonio de esto y han incluido algunas formas de práctica de la meditación en sus vidas privadas. La calma que evoluciona a través de la meditación puede ayudarlo a desarrollar una perspectiva más observadora. *El observador* se vuelve más consciente y objetivo, en lugar de ser subjetivo y reactivo. En el estado subjetivo, las opciones de perspectiva mínima y estrecha están disponibles. En el estado de observador, uno se vuelve más consciente de las diversas variables, numerosas opciones y perspectivas inclusivas más amplias.

Significado espiritual. El chakra de la corona también incluye la columna vertebral superior y todo el sistema nervioso. El cerebro es controlado por el chakra corona. En el cerebro se encuentran las dos glándulas más importantes, la pituitaria y la pineal. Cuando se cargan; se logra mayor conciencia de "Cristo". Cristo, Buda, la autorrealización, la Iluminación y la conciencia cósmica simbolizan el mismo concepto. El logro de este estado superior de unión (yoga) se hace más accesible cuando hay una coherencia entre la intuición y el cuerpo (con todas sus partes funcionales: órganos, glándulas y chakras, etc.). También debe haber una coherencia e integración en la vida de uno entre la intuición, las emociones y las propias acciones. Estas alianzas conducen naturalmente a una mayor conciencia e inclusión. Se garantiza un cargo cuando sucede lo siguiente: el cuerpo, la mente, las emociones y el alma de uno; junto con las acciones legítimas, todos son coherentes y funcionan como unidad (yoga). Esta unión dentro del Ser puede entonces expresar la verdad última, que es el AMOR. A través del chakra de la corona, los sentimientos de bondad amorosa son incondicionales y se dan libremente a todos (inclusión). La separación (exclusión) ya no se experimenta solo en la Unidad. La unidad se simboliza en última instancia por nuestra conexión con el Espíritu o la conciencia cósmica.

Información importante acerca del Nervio Vago (Figura 1, tronco encefálico).
El nervio vago es uno de los nervios craneales, a veces se conoce como el nervio pseudogástrico que comienza desde el cerebro inferior/primero/primitivo o reptiliano y viaja por el cuerpo hasta el sistema digestivo inferior. Específicamente, el nervio tiene conexiones que incluyen áreas de la boca (laringe faringe y paladar blando) e interactúa con conexiones al corazón, pulmones, hígado, estómago, riñones, vejiga, intestino delgado y grueso (todo el tracto digestivo). Hay dos nervios vago ubicados a cada lado de la médula espinal del cuerpo que tienen exactamente las mismas funciones, por lo que se mencionan en singular. El nervio vago alineado acomoda algunas de las glándulas emparejadas que se ubican a cada lado del cuerpo. Algunos creen que el nervio vago en realidad genera un obstáculo para superar las emociones inferiores, puede hacerlo porque el nervio tiene ramas fractales o nervios de *tentáculos* que entran en cada sistema principal, en sus glándulas y órganos que le acompañan. Los nervios *tentáculo* se vinculan y se unen directamente con el cerebro primitivo, dónde residen la supervivencia y los instintos, además es el lugar donde el miedo reside fuertemente.

Corazón, sistema circulatorio, cómo la sangre viaja por el corazón, el cuerpo y más.

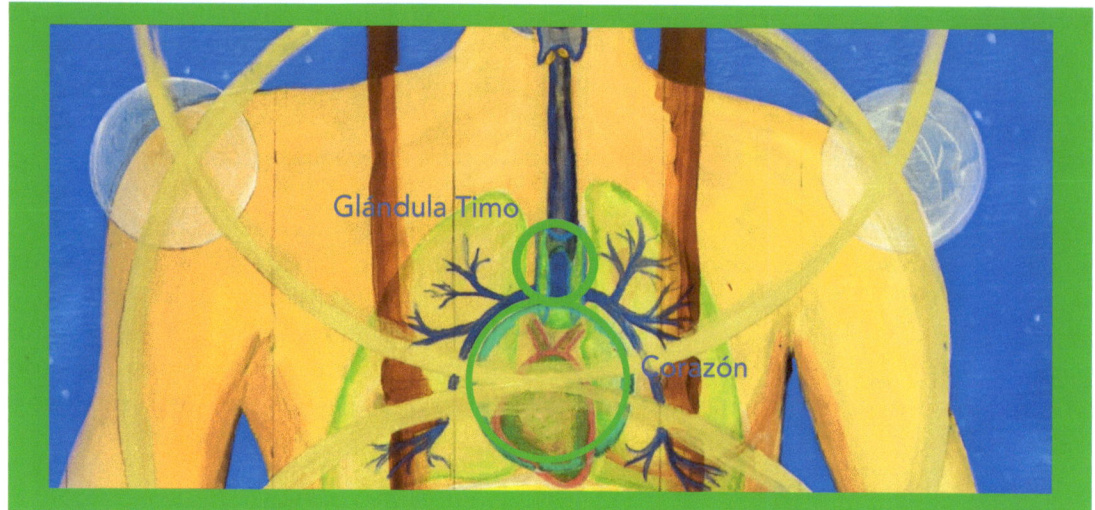

Ubicación. El corazón es del tamaño de su puño y se encuentra un poco hacia el centro izquierdo detrás del hueso del pecho entre los pulmones. Pesa alrededor de 10 a 12 onzas (280-340 gramos). "Bombea" aproximadamente 6 cuartos de galón (5,6 litros) de sangre por todo el cuerpo en un minuto... ¡eso son 2,000 galones o 7,571 litros al día!. También hay una membrana delgada elástica o "piel" llamada diafragma que separa los órganos superiores, (principalmente el corazón y pulmones) de los órganos inferiores (en los sistemas: digestivo, urinario, reproductivo y linfático).

Función/Cómo trabaja. El corazón tiene dos conjuntos de cuatro capas de tejidos musculares en ángulo de mio-fibra cada uno. Cada conjunto tiene dos vórtices opuestos (figura 3): el vórtice más grande recibe sangre del cuerpo y la envía a los pulmones para que puedan oxigenarse. El otro vórtice es más pequeño y recibe la sangre oxigenada de los pulmones para enviarla al cuerpo. El corazón en realidad NO bombea sangre, como la mayoría de los reclamos de información. De hecho, envía sangre a través de un ingenioso sistema de válvulas sincronizadas que hacen girar la sangre en una acción vórtice en espiral. La forma real de las válvulas, su estructura, los tallos de las arterias y las venas, todo ayuda a crear un giro sincronizado o movimiento de vórtice en la sangre dentro del corazón. Cuando la sangre ingresa al corazón, su flujo es desacelerado por las válvulas y los tejidos musculares en ángulo, ya que también ayudan a dar giro a la sangre. Las válvulas están posicionadas, espaciadas alternativa y estratégicamente para que empujen y/o chupen la sangre a través de las cámaras y el sistema de válvulas.

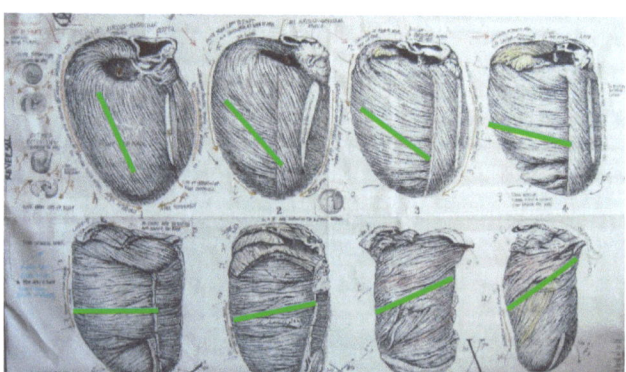

Figura 1. *Fibra de los ángulos de las capas de la quinta cámara del corazón y el etérico de Bradford Riley*

Nota. Los ángulos de los tejidos musculares están basados en la raíz cúbica, que Frank Chester afirma que tiene 36° (no 45° como otras afirmaciones). El movimiento en espiral o giro crea el *chestaedro*, que es el resultado de una integración equilibrada entre los dos polos (dualismo) las formas geométricas del tetraedro y hexaedro. Véa figura 5.

OTROS datos sobre el corazón. Además de lo anterior, algunas fuentes afirman que la circulación de la sangre es ayudada por las líneas invisibles del campo electromagnético del corazón. El corazón es eléctricamente 100,000 veces más fuerte y magnéticamente 5,000 veces más fuerte que el cerebro. ¡Puede ser así porque es el único órgano que tiene su propio campo electromagnético toro! El corazón también es el PRIMER órgano que se desarrolla en todos los seres vivos que lo tienen.

Tenga en cuenta. El corazón es un órgano muy complejo y existen muchas ideas contradictorias sobre cómo funciona realmente. Ésta es solo una explicación; es lo mejor que pude encontrar en este momento. Se fomenta la investigación adicional; ¡algún día sabremos cómo funciona realmente!

¡El sistema de válvula del corazón funciona sincronizado, empujando y chupando la sangre al unísono en el mismo tiempo!, usted puede escucharlo. Hemos llamado incorrectamente esta acción "bombeo". El sonido de bomba es en realidad este sonido *sincronizado* de las válvulas que mueven la sangre simultáneamente mediante la succión y la presión causadas por la apertura y el cierre de las válvulas. La sangre se está moviendo a la siguiente sección del corazón, pulmón y/o cuerpo, ayudado por los musculos del corazón en capas de mio-fibra, el campo electromagnético y los vórtices del corazón. VerMás y Matisse dicen: "¡Ahora eso es mágico!"

Para ser utilizado en conjunto con las figuras 2 y 4A/4C.
Lado derecho del corazón. Hay dos tubos que llegan al corazón desde el cuerpo, uno desde la parte superior llamada vena cava superior y otro desde la parte inferior llamado vena cava inferior. La sangre de estas dos venas ahora se ha agotado y deben limpiarse y oxigenarse para que la sangre entre al corazón. La sangre ingresa a la cámara de la aurícula derecha y la llena. La sangre se desacelera por la fuerte válvula tricúspide (4C) cuando sale de la aurícula derecha y entra al ventrículo derecho. Luego sale del ventrículo derecho a través de la válvula pulmonar (4A), va lejos del corazón por medio de las arterias pulmonares: una va a la derecha y otra a la izquierda conduciendola a cada pulmón. Los pulmones luego limpiarán y oxigenarán la sangre.

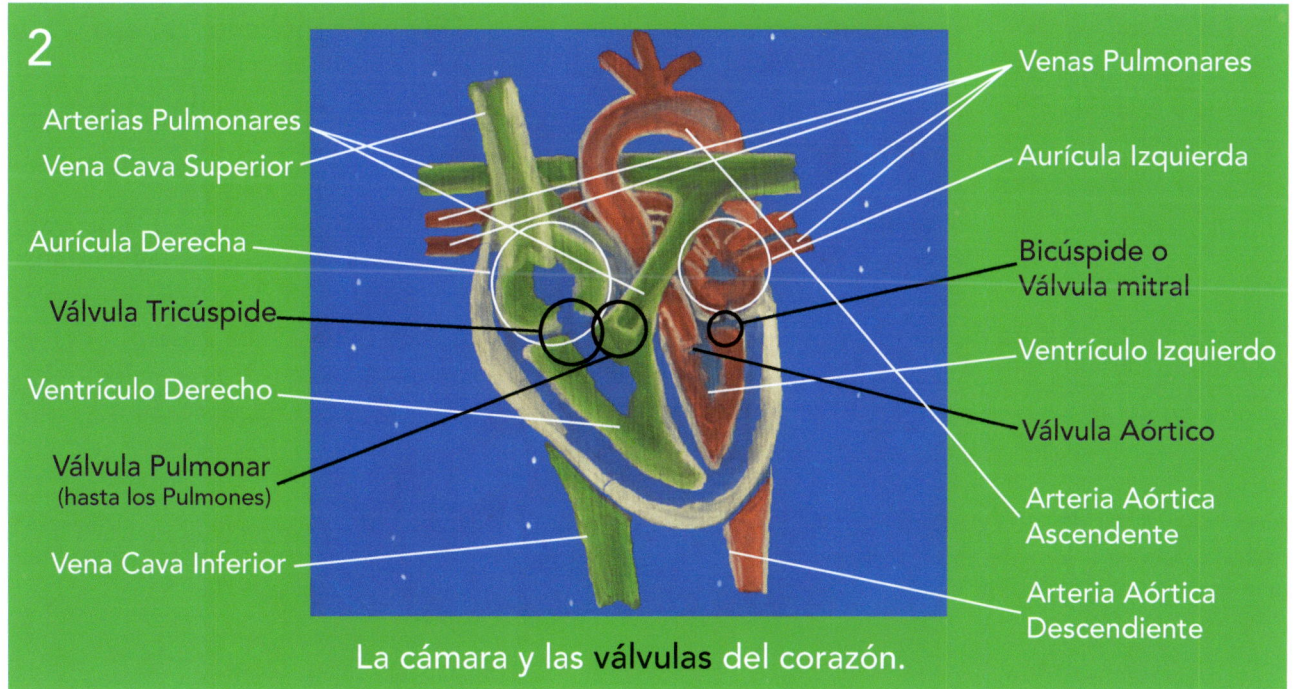

La cámara y las **válvulas** del corazón.

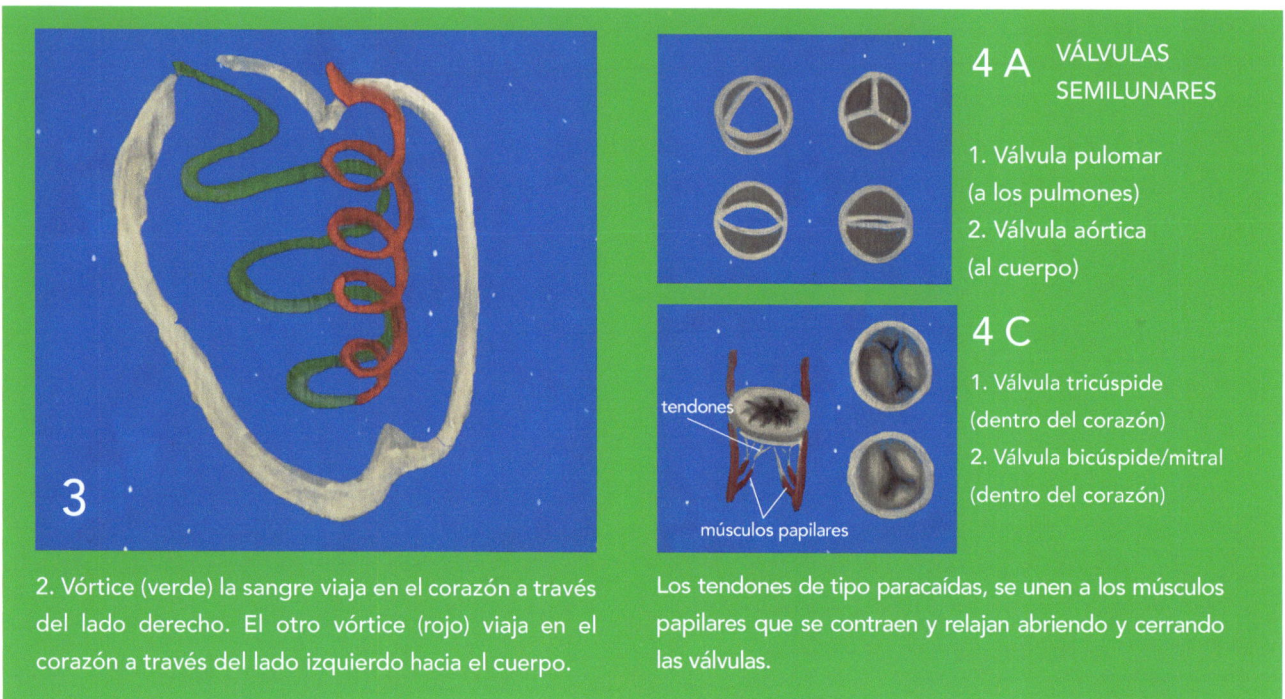

2. Vórtice (verde) la sangre viaja en el corazón a través del lado derecho. El otro vórtice (rojo) viaja en el corazón a través del lado izquierdo hacia el cuerpo.

4 A VÁLVULAS SEMILUNARES

1. Válvula pulomar (a los pulmones)
2. Válvula aórtica (al cuerpo)

4 C

1. Válvula tricúspide (dentro del corazón)
2. Válvula bicúspide/mitral (dentro del corazón)

Los tendones de tipo paracaídas, se unen a los músculos papilares que se contraen y relajan abriendo y cerrando las válvulas.

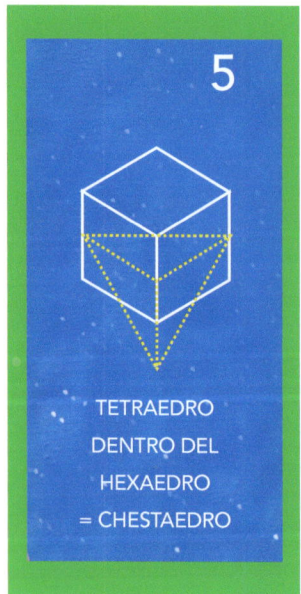

5

TETRAEDRO DENTRO DEL HEXAEDRO = CHESTAEDRO

Lado izquierdo del corazón. Después de que la sangre recibe oxígeno de los pulmones, la sangre vuelve a ingresar al corazón y viaja a través de las venas pulmonares hacia el atrio izquierdo del mismo. Desde el atrio izquierdo, la sangre sale a través de las válvulas bicúspide o mitral (4C) y va al ventrículo izquierdo. Luego sale del ventrículo izquierdo a través de la válvula aórtica (4A) y va hacia la aorta ascendente. La sangre luego se distribuye al resto del cuerpo. Este ciclo se repite *moviendo la sangre en sincronía* a través de las cámaras del corazón, sistemas de válvula, hacia y desde los pulmones, circulando a todo el cuerpo para mantenerle vivo y bien, sin USTED ser consciente de eso. Otra vez, aproximadamente 2,000 galones o 7,571 litros de sangre pasan por el corazón por día; ¡del cuerpo al corazón, a los pulmones y de los pulmones al corazón, a todo tu cuerpo!

Válvulas, venas y arterias. Las válvulas tricúspide y mitral o bicúspide controlan la sangre desde las cámaras de los atrios hasta las cámaras de los ventrículos; dentro del corazón. Y las válvulas pulmonares y aórticas controlan el flujo de sangre desde los ventrículos, lejos del corazón: ya sea a los pulmones (pulmonar) o dejando el corazón al cuerpo (arteria aórtica). Las venas son tubos elásticos alargados que transportan sangre hacia el corazón y las arterias son tubos alargados elásticos que llevan la sangre lejos del corazón hacia todo el cuerpo.

Algo mágico, "definición de Cymatics". El Sonido genera la frecuencia que lo crea y lo afecta todo, incluyendo todas las formas que tienen vida. Puede ser captado por el oído pero no detectado por el oído humano. (Ver video divertido en YouTube acerca de Nigel Stanford CYMATIC) Para más información consulte la Parte 4.

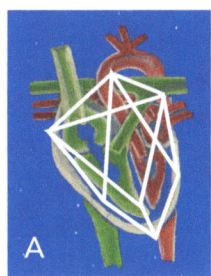 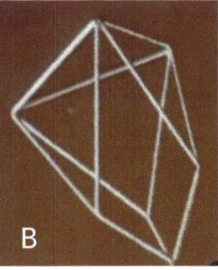 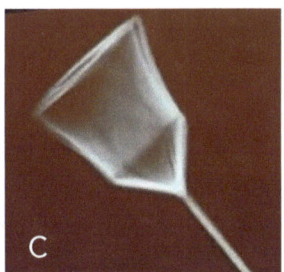

Figura 6 A, B y C. Captura de pantalla. Video de YouTube: Green Meadow Waldrof School. Parte 4, lectura del corazón por Frank Chester. Octubre 2009. Minuto: 2:29.

Las últimas palabras "controversiales" del corazón. Creo que Frank Chester está tomando algo especial, considerando que el corazón tiene su propio campo electromagnético. También creo que debido a que tiene su propio campo electromagnético, podemos tomar decisiones que pueden afectar la frecuencia, como lo demuestra la ciencia a través de varios experimentos simples hechos con arena en una superficie vibratoria. A medida que aumentaba la frecuencia, también aumentaba la complejidad de las formas geométricas. Por lo tanto, no estaría mal pensar y concluir que nuestros corazones pueden estar en movimiento de forma geométrica, lo que puede ser influenciado por las propias frecuencias de nuestros estados emocionales, mentales, espirituales personales y colectivos. Además de cambiar las frecuencias de la vibración de nuestro corazón, él también cree que la estructura del corazón en sí es de dos formas geométricas básicas: el cubo o hexaedro y el tetraedro. El tetraedro está encerrado dentro del hexaedro con el tetraedro ligeramente sobresaliendo del hexaedro (ver figura 5). Él cree que estas dos formas geométricas básicas juntas crean una tercera forma, que él llama chestahedro y se coloca en 36 grados (basado en la raíz 3). El corazón se mueve en sincronía con cada latido a medida que la sangre pasa a través de cada capa de tejido de mio-fibra. El corazón hace un patrón o latido rítmico; este sonido se refleja en la geometría que está en movimiento: 1) los vórtices del tetraedro y el hexaedro cambian de posición ligeramente a medida que la sangre viaja a través de los tejidos musculares de 8 capas en ángulo del corazón. (Consulte la figura uno). 2) El giro de cada vórtice a medida que la sangre entra y sale del corazón (consulte la figura tres). 3) Empuja y succiona sincronizadamente la sangre a medida que viaja a través de las válvulas y cámaras del corazón (ver figura tres). Estas acciones y sus respectivos movimientos en conjunto crean otra forma geométrica. Demuestra esta teoría adjuntando la forma cableada del tetraedro anidada dentro de la forma cableada del hexaedro y les adhiere una broca, procede a hacer girar las formas en un cubo transparente de agua. A medida que las formas adjuntas giran un ángulo de 36 grados, los puntos de cada forma crean la tercera forma, el chestaedro. (Ver figuras seis A y seis B). Frank Chester afirma que la geometría en movimiento que se hace visible en el agua es una "forma de campana". ¡Elijo ver como un cáliz! (Ver figura seis C). ¿Podríamos ser usted y yo el Santo Grial que hemos estado buscando?

Significado espiritual. El corazón, los pulmones, el sistema inmunológico, la presión arterial, las emociones más elevadas y la circulación pertenecen al chakra del corazón, tanto por delante como por detrás. Sus colores son verde y verde esmeralda. La semilla física permanente del alma se encuentra en el chakra del corazón y en el corazón físico. Con intención y práctica uno puede sentir la presencia de esta semilla, es una experiencia poderosa y humilde. Este chakra es el centro de transmutación de las autoemociones inferiores del chakra del plexo solar y las emociones orientadas "universales" superiores del corazón del "timo superior". Ambos tipos de emociones son necesarios y son igualmente importantes en la evolución espiritual. La autocuración en el plexo solar inferior crea espacio, así como oportunidades donde la sanación puede llevarse a cabo con uno mismo y con los demás. Esta acción puede continuar creando aún más espacio, expandiéndose y evolucionando para incluir a más personas, lugares, animales, plantas y cosas. A medida que continuamos despertando, también lo harán las expresiones más profundas de las emociones superiores. Equilibrar la bondad amorosa con el interés propio y el interés de los demás a través de la práctica de la paz, la alegría, la compasión, la bondad, la consideración, la paciencia y otras emociones superiores puede lograr esto. Encontrar, equilibrar, desarrollar e incorporar un estado de ecuanimidad entre: 1) emociones superiores e inferiores 2) entre el interés propio y el interés de los demás/universal y 3) entre el amor propio y el amor de los demás/amor universal; son los objetivos del chakra corazón.

Pulmones: sistema respiratorio

Ubicación. Son dos órganos esponjosos llenos de aire situados en cada lado del corazón dentro de la cavidad torácica superior. Se puede extender desde la clavícula hasta el diafragma.

Función. Los pulmones toman aire a través de la nariz y la boca y viajan por la tráquea hasta su interior. Tienen como un árbol con ramas principales llamadas bronquios, y los que siguen son las ramas más pequeñas llamadas bronquiolos, que terminan en alvéolos microscópicos parecidos a las frambuesas. Los alvéolos tienen dos trabajos: el trabajo principal es absorber el aire y después distribuirlo en la sangre. El otro trabajo es destruir a los irritadores: el polvo, los virus, las bacterias y los hongos en el aire que entran en los pulmones durante la respiración. Los pulmones inhalan oxígeno y explusan/exhalan dióxido de carbono durante la respiración. El dióxido de carbono es el desperdicio del metabolismo liberado que viajó desde la sangre hasta los alvéolos. Los pulmones están envueltos por una delgada cubierta protectora de doble capa llamada pleura, que también ayuda a mantenerlos lubricados. Estudios demuestran que pocos usamos el 30% de nuestra capacidad pulmonar. Respirar (como bebé) desde el vientre aumenta enormemente la capacidad pulmonar. Nuestra salud puede mejorar mucho cuando los pulmones realizan sus respectivos trabajos de manera eficiente. Los estudios han demostrado que el aumento de la capacidad pulmonar puede lograr esto significativamente. ¡Los pulmones en pleno funcionamiento llegan a extenderse desde la clavícula hasta el diafragma!

Significado espiritual. La parte posterior del chakra del corazón controla los pulmones. Esta área afecta la capacidad de combatir la enfermedad y se asocia al sistema inmunológico. También trabaja en conjunto con el chakra del plexo solar que aborda la sensibilidad a las emociones, el estrés y la tensión, que igual afecta la eficiencia en el sistema inmunológico. El frente y la parte posterior del chakra del corazón, son la fundación y la entrada para la activación del chakra de la corona. Para más información véa la parte 4 y 5.

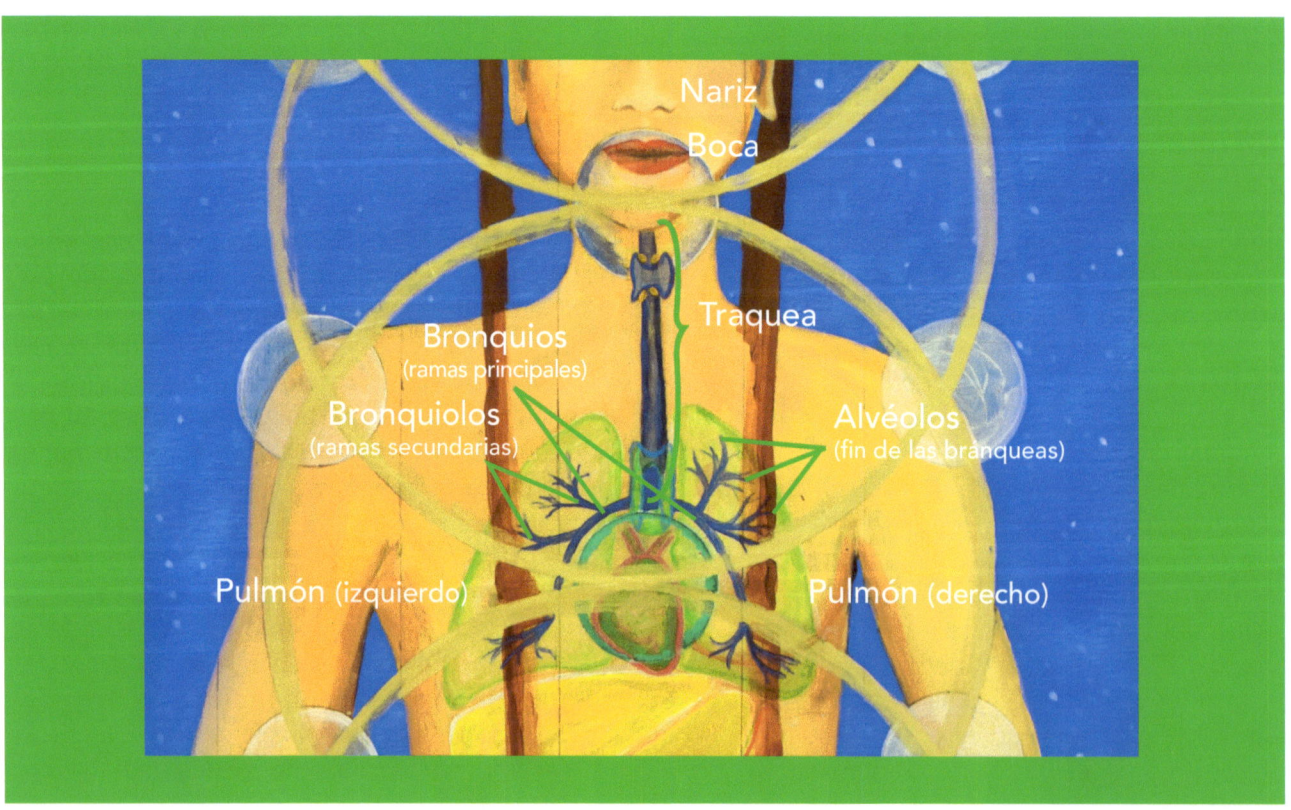

Hígado: sistema digestivo

Ubicación. El hígado está por debajo del corazón y de uno de los pulmones, en el lado derecho del estómago, protegido por la caja torácica. Es el órgano más grande del cuerpo, pesa alrededor de 3 libras (1.3 kg) y su color es marrón rojizo. Tiene cuatro lóbulos o partes y cada uno recibe aproximadamente 1.5 litros de sangre por minuto. Trabaja junto con la vesícula biliar y el páncreas, que están cerca del hígado. Todos ellos trabajan junto con los intestinos para digerir, absorber y procesar los alimentos.

Función. El trabajo principal del hígado es filtrar la sangre que viene del tubo digestivo antes de que vaya al resto del cuerpo. Desintoxica los productos químicos y metaboliza los medicamentos. El hígado secreta bilis, que ayuda a descomponer estas sustancias. También hace proteínas que ayudan a coagular la sangre. Convierte el azúcar almacenado en azúcar funcional cuando los niveles de glucosa caen; por último, destruye viejos glóbulos rojos.

Significado espiritual. El hígado está asociado con el chakra del plexo solar. Las emociones inferiores no reguladas como la ira, el estrés, el resentimiento, el odio y el dolor profundamente arraigados, causan estrés en los órganos vitales del plexo solar y causan muchas enfermedades. Por lo tanto, la higiene emocional y mental adecuada es crucial. La higiene consiste en el pensamiento adecuado y la resolución de las emociones dañinas. Practicar, desarrollar emociones tranquilas y compasivas con uno mismo y con otros, ayuda a disipar y aliviar emociones inferiores. Los colores de este chakra son tonos en amarillo y oro. Hay más información en la parte 5.

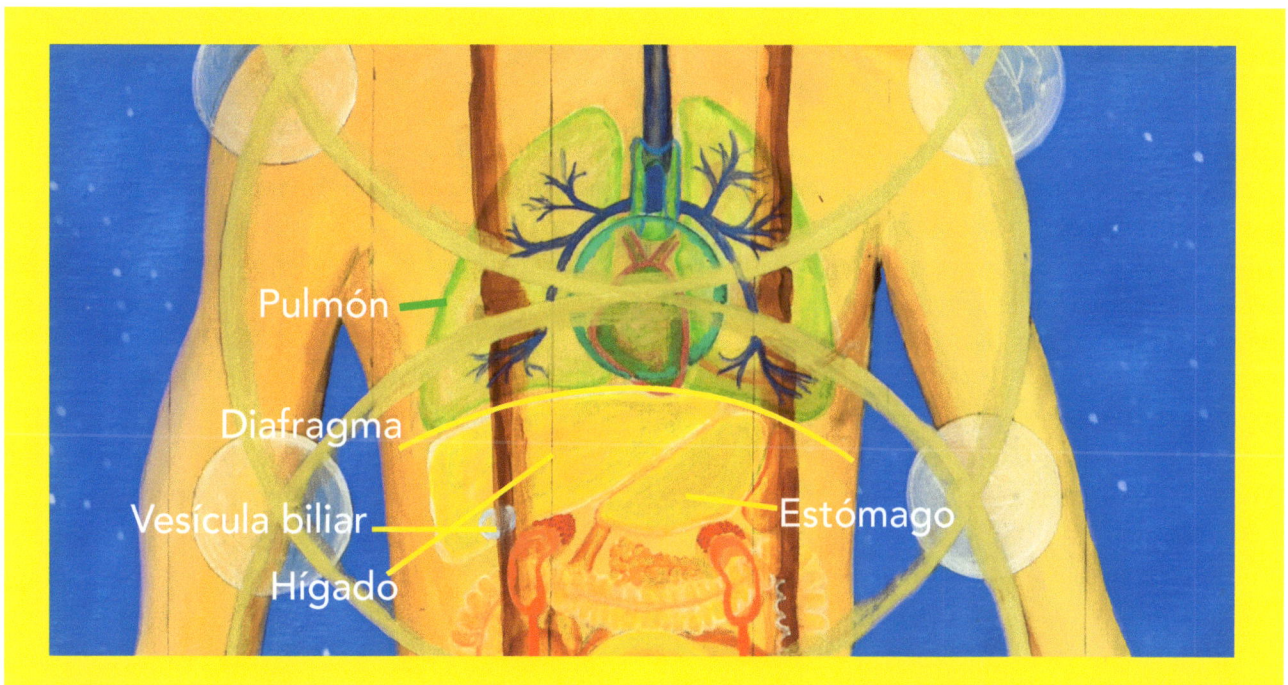

El hígado es un órgano grande en el extremo derecho. Recuerde que el diafragma es la membrana delgada que separa la cavidad superior que contiene el corazón y los pulmones de los órganos inferiores, que comienzan con el hígado, el estómago y el bazo. El diafragma es flexible y se expande a medida que respira.

Bazo: parte del sistema linfático
(ayuda a proteger el cuerpo de gérmenes extraños, etc.).

Ubicación. El bazo se encuentra a lado del estómago debajo de la caja torácica en el lado izquierdo del cuerpo. Pesa alrededor de 6 onzas (170 gramos) y 5 pulgadas de ancho (11.7cm), es de color púrpura profundo.

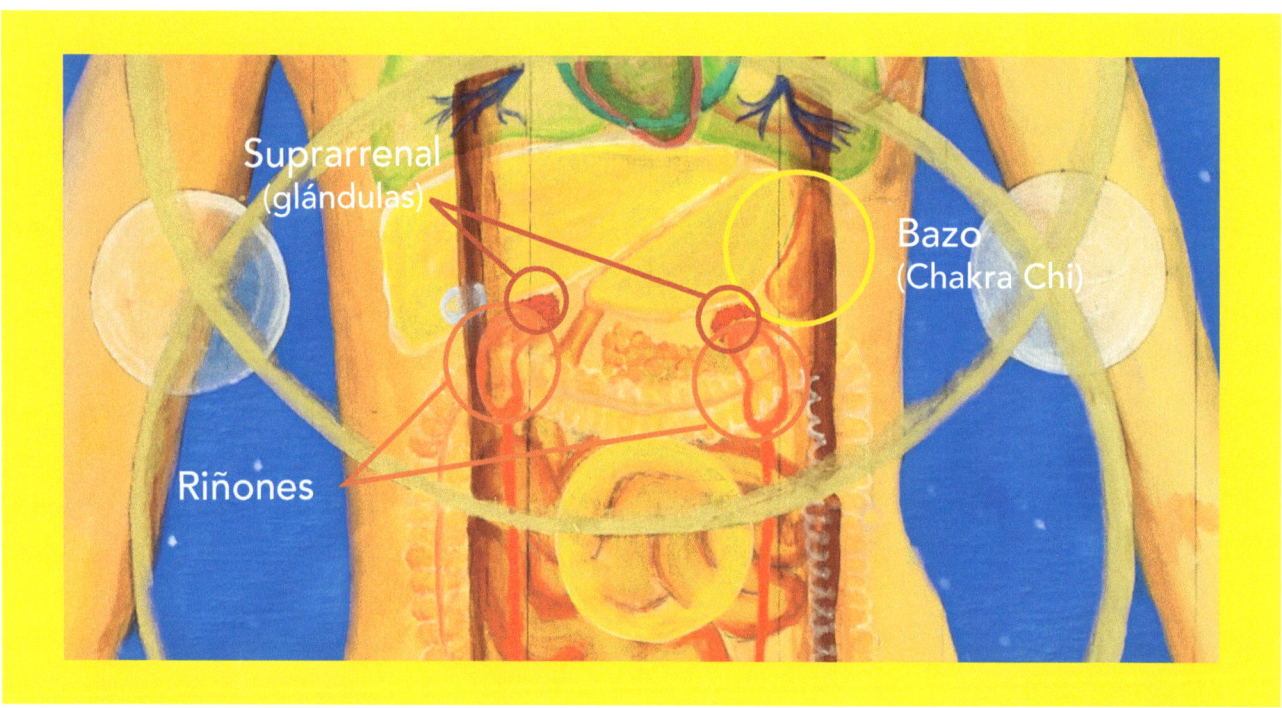

Función. El bazo actúa como un filtro de sangre mediante la detección de bacterias peligrosas, virus y otros microorganismos que pueden dañar el cuerpo. Lo hace junto con otros ganglios linfáticos creando glóbulos blancos llamados linfocitos que protegen y defienden el cuerpo. El bazo también controla la cantidad de glóbulos rojos dejando que los sanos pasen y rompan los glóbulos rojos viejos o dañados. Tiene la capacidad de expandirse, creando un área de almacenamiento de sangre.

Significado espiritual. El bazo tiene su propio chakra situado en el centro izquierdo de la parte frontal y posterior de la caja torácica. Los antiguos creían que era el punto de entrada del PRANA, la fuerza de la energía vital en el cuerpo. La condición del bazo afecta la energía física y psicológica de una persona. Juega un papel vital en el bienestar general de las personas y en toda su fuerza. A medida que el bazo limpia la sangre de gérmenes y virus extraños, uno resuelve las emociones bajas, mejora sus dietas físicas y mentales, es cuando más eficiente puede llegar a ser el bazo. No solo el bazo se volverá más eficiente, sino que también mejorará la calidad de la sangre y permitirá el aumento en la calidad y la cantidad de fuerza vital que ingresa al cuerpo. El chakra Chi, también altamente funcional asegura un chakra naval más fuerte en el sistema inmunológico.

Vesícula biliar: sistema digestivo

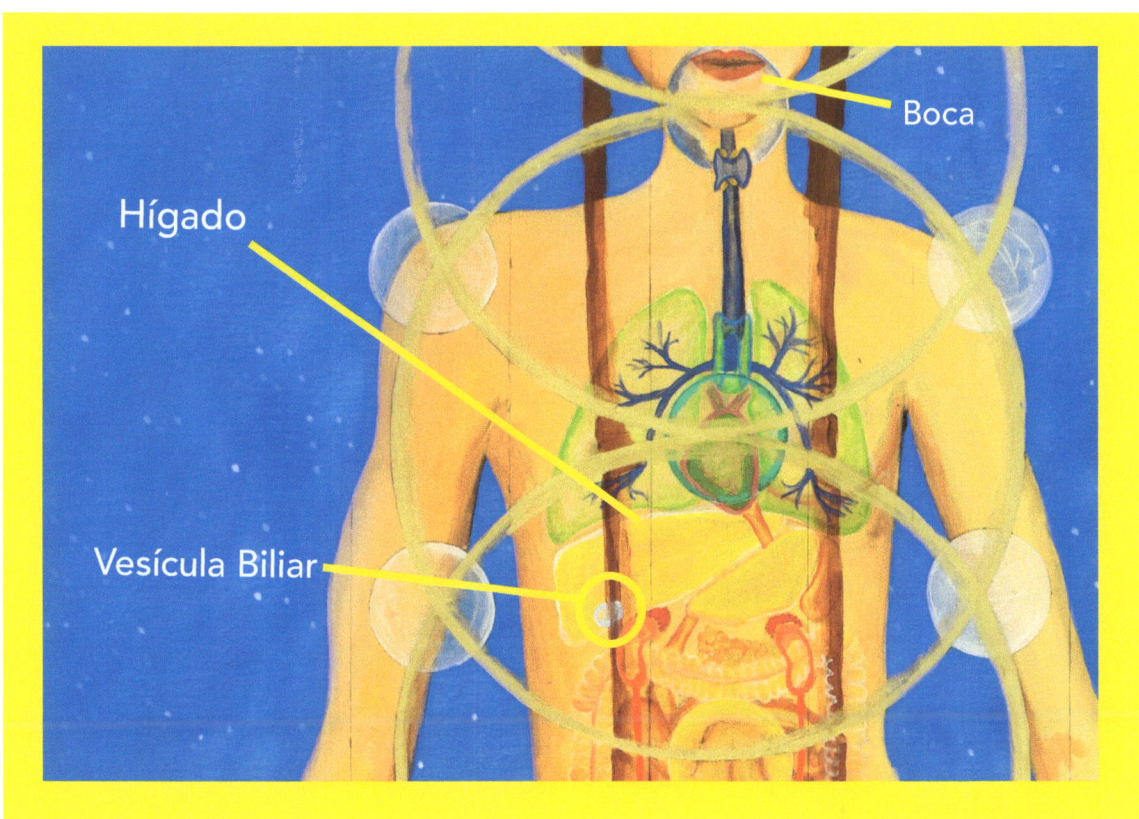

Ubicación. La vesícula biliar es un saco hueco que tiene la forma de pera y mide 3 pulgadas de largo (7.63 cm) x 1.5 pulgadas (3.81cm) de ancho máximo. La parte izquierda, está externa y debajo del hígado; la parte derecha, está interna y se encuentra a la izquierda del estómago.

Función. La vesícula biliar contiene la bilis que se fabrica en el hígado. La bilis se usa en el intestino delgado para descomponer los alimentos grasos. Los alimentos ricos en grasas y proteínas son más difíciles de digerir, por lo que la bilis necesita ayudar al intestino delgado. El intestino delgado ahora puede extraer eficientemente los nutrientes de las grasas y proteínas que son necesarias para alimentar las células.

Tenga en cuenta la DIETA y su sistema digestivo. Para una función corporal óptima, el cuerpo necesita macronutrientes como: proteínas, grasas e hidratos de carbono. Los alimentos ricos en fibra generalmente son ricos en carbohidratos. Los carbohidratos son la principal fuente de energía del cuerpo y son más fáciles de digerir para el cuerpo. Algunos de estos alimentos son: papas (de todo tipo) con piel, la mayoría de las leguminosas, la mayoría de las frutas y verduras frescas, granos integrales, nueces y yogures simples, por nombrar algunos. También muchos estudios muestran que al evitar y/o reducir las carnes, los granos muy procesados y los azúcares agregados, experimentará una forma de vida más óptima.

Estómago: parte del sistema digestivo

Ubicación. El estómago es un saco musculoso ubicado hacia el lado izquierdo de la cavidad abdominal, entre el hígado y el bazo. Su tamaño es aproximadamente del tamaño de dos puños.

Nota: El esófago está directamente detrás de la traquea, la tubería que lleva aire a los pulmones. El esófago comienza justo después de la boca y es el tubo largo que lleva la comida al estómago.

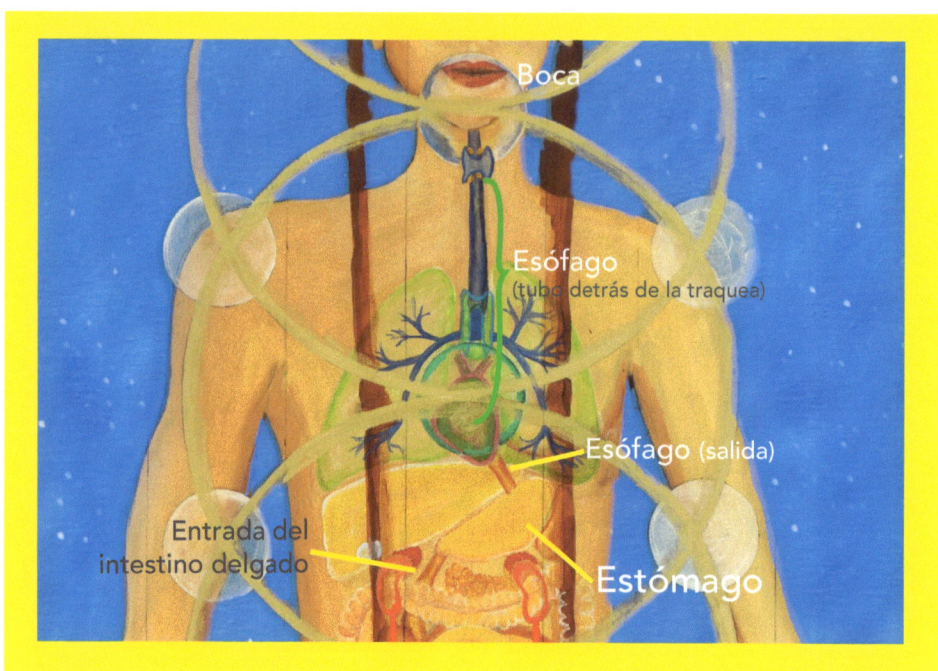

Función. El estómago es parte de un grupo de órganos que pertenecen al sistema digestivo. Estos órganos trabajan juntos para convertir los alimentos en energía que alimentará a todo el cuerpo. La digestión de los alimentos primero comienza en la boca cuando las glándulas salivales comienzan a secretar saliva para ayudar a descomponer la comida. Los dientes y la lengua también ayudan a romper el alimento en pedazos más pequeños para que pueda viajar a la garganta y bajar por un largo tubo llamado esófago que conduce y termina en el estómago. El estómago produce enzimas y ácidos especiales que continúan degradando los alimentos. También actúa como un tanque de almacenamiento de alimentos. La comida lechosa sale del estómago y pasa al resto del sistema digestivo: el intestino delgado y el intestino grueso (colon), el recto y el ano.

Significado espiritual. Está controlado por el plexo solar y los chakras del ombligo. Estos chakras tienen un doble propósito: voluntad propia o voluntad inferior, que se rige por las masas. El otro propósito es la voluntad superior, que está gobernada por el alma. El centro inferior compartirá el doble propósito. Uno de ellos es desarrollar las emociones inferiores positivas: la ambición, coraje, perseverancia, justicia y equidad. El segundo propósito consiste en conquistar y controlar las emociones inferiores: odio, irritación, envidia, avaricia, tensión, crueldad, etcétera. Superar las emociones negativas-inferiores y elevar las emociones positivas-bajas es primordial en el desarrollo de la coherencia entre el cuerpo, la mente y las emociones con el espíritu. La incoherencia causa estragos en el sistema digestivo en general, especialmente en el estómago y los órganos circundantes. Cuando uno se encuentra en estado coherente y pacífico, entonces los órganos pueden hacer su trabajo eficientemente porque la paz se ha establecido dentro. La paz interna también contribuye y establece una paz que viaja hacia el exterior, hacia el medio ambiente y el mundo. (Más información en parte 4 y 5).

Intestino delgado: sistema digestivo

Ubicación. El intestino delgado está justo debajo y conectado al estómago. Es otro órgano del sistema digestivo que funciona en la asimilación de la comida. ¡Es un tubo redondo, largo, enrollado, de aproximadamente el ancho del dedo medio y cerca de 22 pies (6.7 metros) de largo!

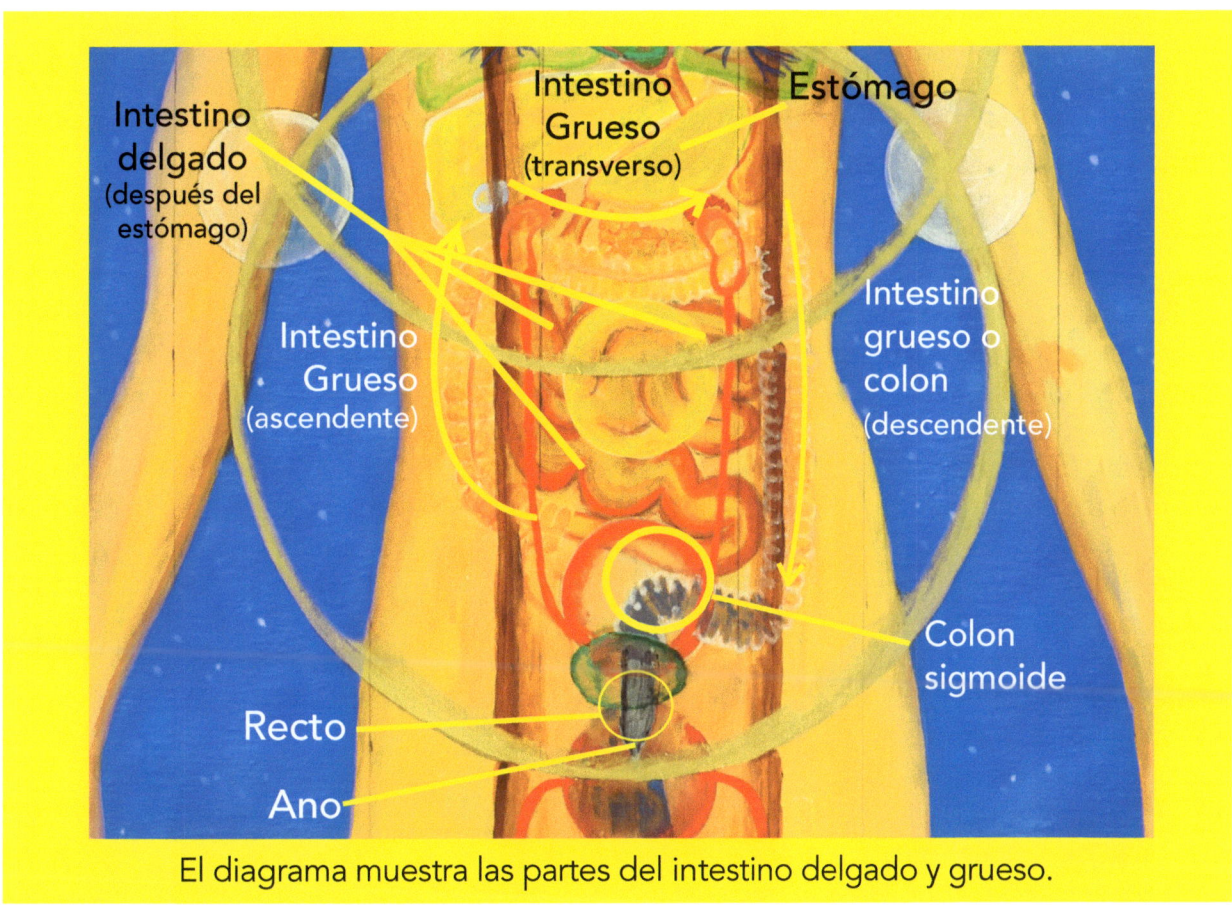

El diagrama muestra las partes del intestino delgado y grueso.

Función. El trabajo del intestino delgado es dividir los alimentos en piezas aún más pequeñas (creando un lodo acuoso) que hace más fácil la extracción de grasas, proteínas y carbohidratos de los alimentos. Estos nutrientes extraídos se filtran directamente en el torrente sanguíneo, listos para su uso según sea necesario o almacenados en el cuerpo. Alrededor del noventa por ciento de la digestión tiene lugar en el intestino delgado.

El intestino delgado se divide en tres secciones. La primera sección está justo después del estómago y mide aproximadamente 10 pulgadas (25.4 cm) de largo. Se llama duodeno. Es dentro de esta sección que el hígado envía bilis y el páncreas envía fluidos pancreáticos; estos fluidos ayudan a descomponer la comida que se utiliza durante el proceso de digestión. La segunda sección se llama jejunum; tiene aproximadamente 3 pies (91 cm) de longitud y es donde se absorben la mayoría de los nutrientes. La tercera sección es el íleon y mide aproximadamente 6 pies (1.83 m) de largo y continúa absorbiendo todo lo que el yeyuno no tenía. El intestino delgado procesa alrededor de 2 galones (7.5 l) de alimentos y líquidos junto con jugos digestivos que ayudan a descomponer la comida. La comida descompuesta se llama quimo y se mueve a través del tubo intestinal grueso por ondas de contracciones del músculo liso llamadas peristaltismo. Comienzan en el estómago y pasan a través de cada sección del intestino delgado. Cada ola es una corta distancia para permitir la máxima extracción de nutrientes por las vellosidades y micro-vellosidades localizadas a lo largo de las paredes del intestino delgado. El proceso puede demorar varias horas en mover el quimo del duodeno al íleon.

Intestino grueso también conocido como colon: sistema digestivo

Tenga en cuenta que el recto y el ano también se incluyen en esta sección y todos comparten el mismo significado espiritual junto con el intestino delgado y la vesícula biliar.

Ubicación. El intestino grueso se localiza y se conecta directamente al intestino delgado y después del mismo. Es un tubo liso y largo envuelto alrededor del intestino delgado en espiral. Tiene tres lados: colon ascendente (lado derecho del cuerpo), colon transverso (a través del cuerpo) y colon descendente (lado izquierdo del cuerpo). El tubo del intestino grueso mide 2.5 pulgadas (6-7 cm) de ancho y aproximadamente de 5 a 6 pies (1.8 metros) de largo.

Función. El trabajo principal del intestino grueso es eliminar los alimentos después de que las partes utilizables se extraen del intestino delgado, el agua se recupera del lodo/quimo; la sal y cualquier resto de nutrientes son extraídos por el intestino grueso. Todo el resto del lodo se prepara para la salida del cuerpo. Posterior a que todo se puede extraer, el resto se considera desecho inútil llamado heces (quimo). El intestino grueso almacena desechos en el colon descendente.

Desendiendo al Colon:
La última sección del intestino grueso.

Ubicación y Función. El colon descendiente es la parte más grande del intestino grueso y la parte final del sistema digestivo. Está en el lado izquierdo del cuerpo e incluye la última curva corta justo antes del recto llamado colon sigmoides. Los músculos a lo largo de las paredes descendientes del colon ayudan a exprimir el lodo a lo largo. Un colon sano tiene miles de millones de bacterias que cubren el colon y su contenido. Estas bacterias promueven eficientemente el proceso de eliminación del lodo o heces que se vacían fuera del cuerpo.

El recto es la última parada antes de eliminar las heces. El "lodo" se espesa por la extracción de agua adicional y se mezcla con la mucosa, para una eliminación más fácil. Es el almacén real de las heces que esperan la salida final del cuerpo vía el ano.

El ano es la última parte del sistema digestivo o tracto. Es un canal de 2 pulgadas (5 cm), ubicadas en los músculos del piso pélvico. El ano tiene dos conjuntos de músculos redondos en forma de anillo llamados músculos del esfínter. Un conjunto de músculos internos regulan los movimientos intestinales (que detectan cuando y que tipo de heces se eliminan). El otro conjunto es externo, para la eliminación voluntaria real. Los músculos del esfínter del ano son para la apertura (dejar salir las heces) y cerrar (mantener las heces) haciendo posible la eliminación.

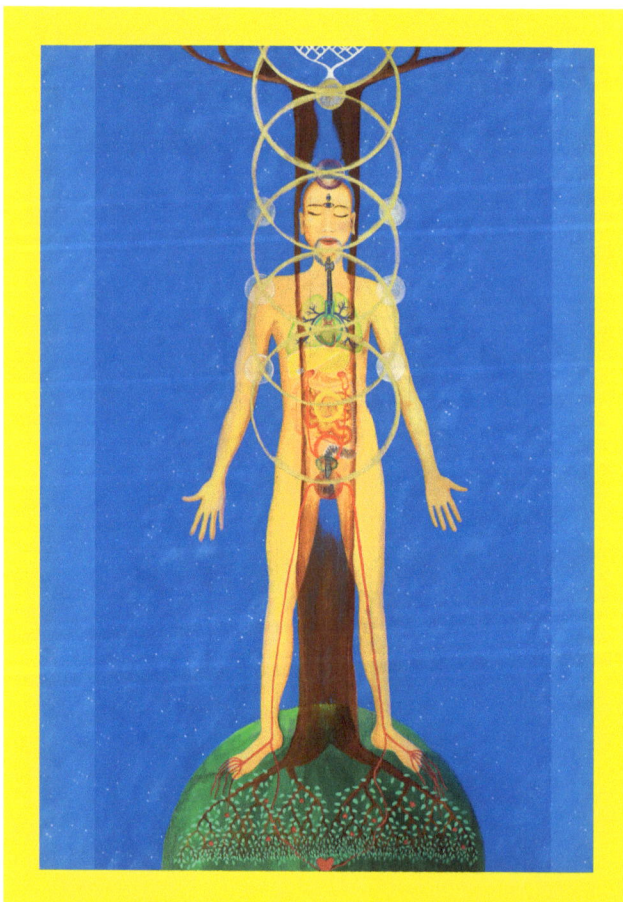

El significado espiritual de la vesícula biliar, el intestino grueso y delgado (colon) y recto

Parte 1 Chakras del plexo solar, del ombligo y las dietas. Los intestinos delgado y grueso, que incluyen el colon, el recto y el ano, forman parte del sistema de chakra del ombligo (CHI). Estos órganos también forman parte del chakra del plexo solar, ubicado justo encima del chakra del ombligo. El CHI o chakra del ombligo también incluye órganos adicionales: diafragma, hígado, páncreas, vesícula biliar y estómago. Todos estos órganos están asociados con ambos chakras porque trabajan en conjunto de una o dos maneras. Una manera es ayudando en la asimilación o conversión de los alimentos en nutrientes, que el cuerpo puede utilizar fácilmente como su fuente de energía; la otra forma es en la eliminación de los residuos alimentarios. Después de que todos los nutrientes hayan sido extraídos de los alimentos, los residuos o restos deben ser eliminados del cuerpo. La eliminación adecuada es un seguro contra la contaminación dentro del humano. Los nutrientes o la ingesta de alimentos vivos son "el prana", lo que significa que los alimentos dan vida. La ingesta de alimentos saludables que dan vida, afecta directamente los procesos de asimilación y eliminación del cuerpo. Los alimentos muertos, recocidos, muy procesados, el consumo excesivo de carne carecen de fuerza vital y pueden causar estrés en los órganos. El estrés no gestionado conduce a la enfermedad. También hay una ingesta mental, emocional y espiritual que puede alimentar a todo el cuerpo o no. Por lo tanto, la responsabilidad no solo se extiende a la ingesta de alimentos que dan vida; también a la ingesta de alimentos mentales, emocionales y espirituales que pueden alimentar y elevar el espíritu humano y la forma de ser. La dieta de la televisión, las películas, la literatura y el uso de dispositivos electrónicos, etc. es tan importante como la comida que usted introduce en su cuerpo.

Parte 2 Los afectos de las emociones en el plexo solar y los chakras del ombligo.
La emoción básica del chakra del ombligo tiene que ver con CHI y se centra en ella. El CHI personal es su poder instintivo y su conocimiento instintivo directo. También es el centro de fuerza y asertividad. Cuando las emociones inferiores del plexo solar han evolucionado, el CHI se convierte en la "bola de oro de la energía de la luz" que tiene el potencial de viajar a través de la columna hasta los chakras superiores. Esta acción acelera y potencia la evolución espiritual de uno y puede literalmente hacer o actualizar el "Cielo en la Tierra". Este es el mismo CHI al que las artes marciales se refieren como "la bola de oro de la energía". Es la fuente de poder del yo. CHI fortalece el cuerpo, mientras se prepara y le permite admi- nistrar aún más poder y experiencias espirituales más elevadas. Pero el chakra CHI/ombligo funciona en conjunto con el chakra del plexo solar, ubicado justo encima del chakra CHI. El chakra del plexo solar trata directamente con 1) las emociones inferiores: ira, irritación, odio, envidia, avaricia, violencia, agresividad, adicciones, crueldad, resentimiento, preocupación y ansiedad, etc. y 2) también trata con las emociones inferiores altas: valor, perseverancia, confianza, coraje, voluntad/menor propia y fuerza interna. Las emociones inferiores dañinas pueden literalmente devorar los órganos digestivos y linfáticos causando daños irreparables y/o interferencias con sus tareas respectivas. A medida que uno evoluciona y madura emocionalmente, la energía negativa inferior se disipa creando un CHI o chakra del ombligo más fuerte, así como un chakra del plexo solar más fuerte. La alianza entre estos dos chakras proporciona una base espiritual fuerte. También puede proporcionar un pasaje seguro para que todas las energías inferiores viajen por la columna vertebral hacia el chakra del corazón y adelante. La activación de chakras superiores depende de las energías saludables, emocionales, maduras y vitales que provienen de los chakras inferiores.

Parte 3 Los efectos de usar las emociones altas inferiores para sobrevivir las emociones bajas/ego.
Las emociones altas inferiores de este chakra son: ambición, menor voluntad, coraje, perseverancia, justicia, imparcialidad, confianza y fortaleza. Uno tiene acceso a estas emociones directamente en este mismo chakra y puede usarlas para ayudar a superar las emociones inferiores que también residen en él. La contemplación al usar las emociones más altas inferiores para superar una emoción inferior comienza cuando el "yo" o "lo si mismo" se separan de la mentalidad de conciencia masiva del chakra del plexo solar y desea evolucionar hacia la alineación superior. La alineación superior simplemente se refleja en esta siguiente afirmación "mi voluntad será cumplida" se convierte en la voluntad de Dios/Primera Fuente que estará cumplida. Un cambio en uno mismo (exclusión) para Dios o la Inteligencia Superior implica la inclusión de los demás, o sea TODOS.

Además, un cambio de voluntad es el uso directo de una emoción superior (inferior) como la perseverancia para superar una emoción inferior, como la ira (Matisse lo hace en la parte 4). A medida que uno persigue y supera con éxito la ira, se dará cuenta que este chakra comenzará a conectarse y alinearse con un chakra superior, el corazón y más arriba. Esta adición a las alineaciones superiores continuará ayudando a uno a obtener su objetivo. Esto es "inteligencia activa" o inteligencia en movimiento. La inteligencia en movimiento es extremadamente útil no solo para superar las emociones inferiores, sino también los efectos negativos que las emociones inferiores tienen en el cuerpo. Una alineación más alta calma los órganos, las glándulas y el cuerpo en general, disipando la constricción y los caprichos reactivos, fuera de control de las emociones inferiores. Como uno ya no *alimenta* las emociones inferiores en el pensamiento o la acción, desaparecen. Cuanto más libre se vuelve de las emociones bajas, más espacio se crea para permitir la expansión hacia los chakras superiores, desempoderando simultáneamente las emociones inferiores. Esta es la inteligencia activa en movimiento, ya que refuerza y despierta la *inteligencia activa* que existe dentro de usted.

Riñones: partes del sistema urinario

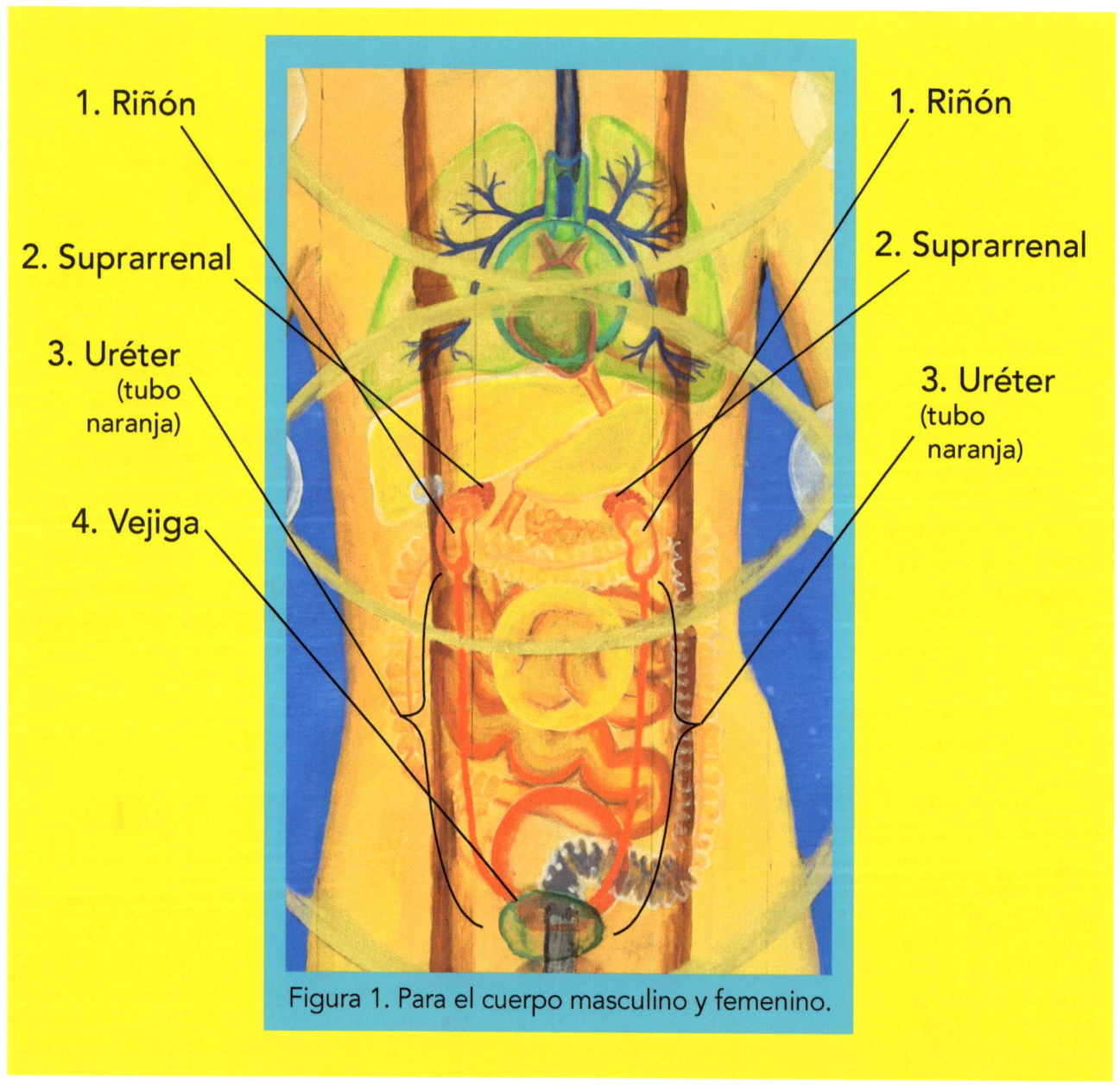

Figura 1. Para el cuerpo masculino y femenino.

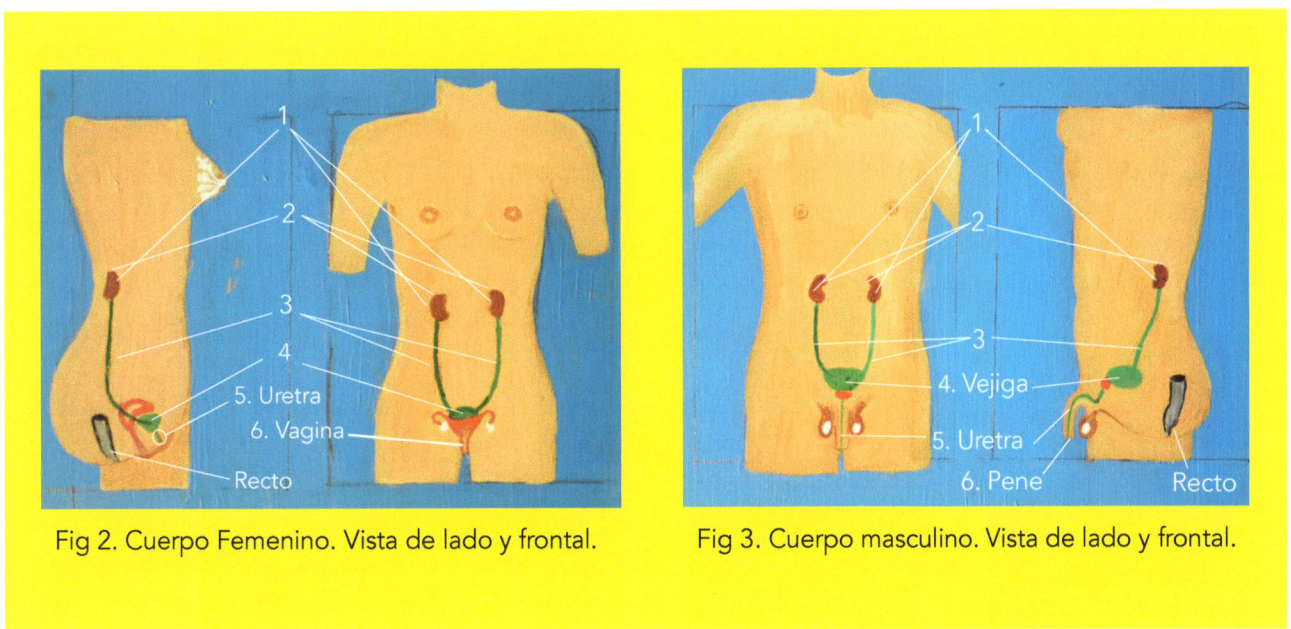

Fig 2. Cuerpo Femenino. Vista de lado y frontal. Fig 3. Cuerpo masculino. Vista de lado y frontal.

Ubicación. Hay dos riñones, cada uno situado en los lados derecho e izquierdo de la columna vertebral contra los músculos de la espalda en la zona abdominal superior, protegidos por la última o la 12ª costilla más corta. Son en forma de frijol y el tamaño aproximado es 11cm x 7cm x 3cm. Las glándulas suprarrenales están situadas en la parte superior de cada riñón.

Función. (ver figura 1) Los riñones funcionan con otros dos órganos, los uréteres y la vejiga. Ellos están conectados a la vejiga mediante tubos largos en forma de embudo llamados uréteres. El trabajo principal de los riñones es limpiar la sangre filtrando las toxinas, el exceso de sales y otros desechos. Los desechos en los riñones se llaman orina. La orina viaja a la vejiga a través de los uréteres.

Más específicamente, los riñones filtran la sangre antes de volver al corazón. Mantienen el equilibrio total de líquidos en el cuerpo, también regulan y extraen los minerales de la sangre. Los riñones pueden funcionar como una glándula, creando hormonas que ayudan a producir glóbulos rojos, promueven la salud ósea, regulan la presión arterial y los electrolitos. Beber mucha agua pura limpia en gran medida y mejora el buen funcionamiento de los riñones.

Vejiga o vejiga urinaria y la uretra: parte del sistema urinario
(vea las figuras 1,2 y 3 en el diagrama de los riñones).

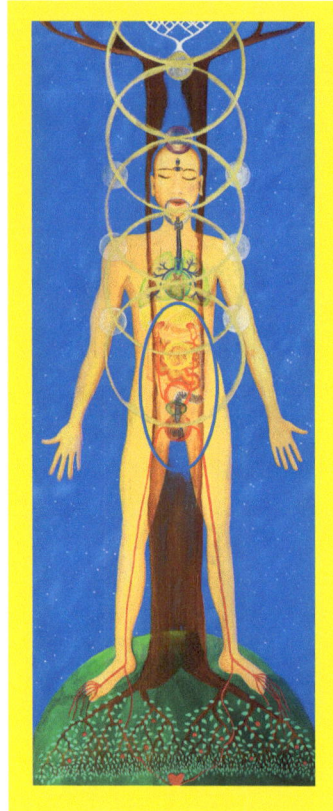

Ubicación. La vejiga se encuentra en la zona abdominal inferior cerca de los huesos de la pelvis. En las mujeres está justo enfrente y debajo del útero o matriz, donde crece el bebé (fig. 2). En los hombres se encuentra justo encima y detrás del hueso pélvico (fig. 3). La vejiga está delante del recto, que es la última porción del colon descendente.

Función. La vejiga es un saco muscular expansible, como el estómago que está conectado por un tubo largo de cada riñón. Los tubos se llaman uréteres son aproximadamente de 10 a 12 pulgadas o 25 a 30 cm de largo en un adulto. Los tubos del uréter llevan la orina que se hizo en los riñones al saco de la vejiga. Cuando la vejiga se llena de orina, deja el cuerpo a través de la uretra. El tubo de uretra que proviene de la vejiga en las mujeres es corto y su apertura está entre la vagina y el clítoris en la vulva interior (fig. 2). Para los hombres el tubo de uretra es de aproximadamente 8 pulgadas (20 cms) de largo que comienza en el extremo de la vejiga y termina en la punta del pene (fig. 3). Para que se produzca la micción (en hombres y mujeres), los músculos de la vejiga se contraen, le indican a los dos músculos del esfínter que se abran y que salga la orina. Cuando se termina la micción, los músculos de la válvula del esfínter se cierran hasta la próxima vez que ocurre.

Significado espiritual. Los riñones, junto con las glándulas suprarrenales y el resto del sistema urinario: vejiga, uréteres, uretra y presión arterial están bajo el control del chakra Meng Mein. El Meng Mein chakra es aproximadamente 1/2 a 1/3 más pequeño que los chakras principales. Sus colores son tonos anaranjados y un poco rojos. El propósito de este chakra es actuar como una bomba en la distribución del *prana*, o energía vital, a todas las partes del cuerpo. Lo hace transmutando energías bajas y densas en energías espirituales. El chakra Meng Mein también funciona en conjunción con el chakra del sexo y el chakra del bazo. La transmutación es el proceso o viaje de evolución en nuestro "yo" mediante: la autodisciplina, la contemplación, autoanálisis y la meditación. Estas herramientas hacen dos cosas: 1. ayudar a superar las energías emocionales bajas y 2. ayudar a desarrollar emociones elevadas. Cada uno de estos dos componentes mejora y refuerza al otro. Esta es la verdadera sanación. La curación de las emociones bajas transmuta o cambia las energías vibratorias emocionales inferiores en las energías vibratorias emocionales superiores... finalmente aprendemos a ESTAR en el chakra del corazón y los chakras que están arriba, mientras son apoyados por las energías puras de los chakras que se encuentran debajo. A medida que este proceso evoluciona, el *prana* o la energía de la vida se vuelve más fluida. Esta fluidez del *prana* en realidad sana, energiza y vibra la armonía dentro del propio cuerpo. El cuerpo emana y puede ayudar a curar el medio ambiente. El viaje de la transmutación de las emociones es un compromiso momento a momento, día a día, para tomar mejores decisiones que estén más en armonía con uno mismo, más armoniosas con el entorno y todos los demás que viven en ese entorno. Esta energía armoniosa eventualmente incluirá todo el planeta y el universo... simplemente porque todos estamos conectados.

Los órganos sexuales masculinos y femeninos
El centro físico para la procreación se ubica en el chakra del sacro.

Tenga en cuenta: Algunas de las partes femeninas y masculinas son órganos y algunas son glándulas. Para comprender completamente las funciones, las glándulas y los órganos (tanto masculinos como femeninos) se discuten de forma independiente e interdependiente. También incluí la unión física de los cuerpos masculino y femenino con el propósito de la procreación. La discusión de la unión sexual tiene como único propósito la procreación.

Como recordarás, las gónadas son glándulas porque producen hormonas que llevan instrucciones o códigos genéticos específicos. Las gónadas del cuerpo masculino son los testículos (fig. 2). Los testículos son donde se hacen los espermatozoides. Cada espermatozoide tiene la mitad del código genético compuesto por el hombre y sus antepasados. Las gónadas del cuerpo femenino son los ovarios (fig.1). El ovario es donde se guardan los huevos. Cada huevo tiene la mitad del código genético de la mujer y sus antepasados.

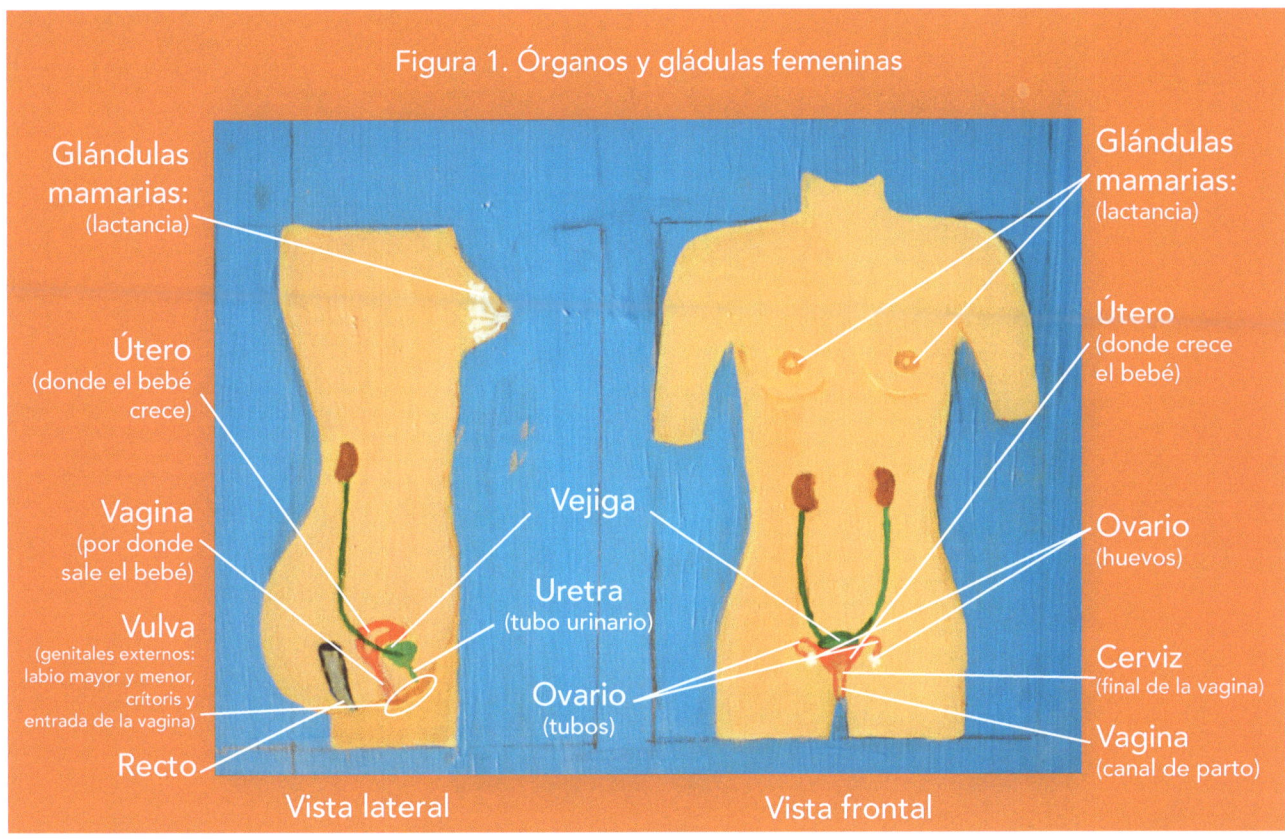

Cuerpo femenino: órganos y glándulas descritos independientemente.

En un cuerpo femenino, hay dos tubos de ovarios curvados que se extienden desde cada lado superior en forma de "V" en la zona púbica. Lo mejor es describir los órganos femeninos desde la pubertad, ya que sus funciones harán que los órganos y sus roles sean más comprensibles, creando una imagen más clara de la procreación y lo que significa. En la pubertad, entre 10 y 13 años, la mujer comenzará su menstruación. La menstruación es cuando un óvulo no fertilizado en el ovario viaja a través del tubo ovárico y cae dentro del útero; el útero reconocerá que el huevo no está fertilizado. El óvulo no fecundado hará que el revestimiento que está en el útero se desprenda de las paredes uterinas haciendo que una mujer menstrúe, el sangrado mensual que fluye a través de la vagina. La menstruación solo ocurre durante los años reproductivos que comienzan con la pubertad y terminan con la menopausia, que generalmente está entre 45 y 55 años de edad.

Por lo tanto, el cuerpo descartará el revestimiento junto con el huevo no fertilizado. Viajarán a través del cuello uterino (cerviz), por el canal vaginal, hacia fuera del cuerpo aproximadamente cada 28 días. Cada ovario se turnará y desprenderá un óvulo cada dos meses. Cada mes, el útero crea y luego descarta un nuevo revestimiento de sangre rica, hecha para una posible nueva vida, hasta que un óvulo se fertiliza en el útero, que es el embarazo. Cuando una mujer queda embarazada, significa que un óvulo se fertilizó y el útero lo reconoce. Todo el revestimiento que estaba en el útero se mantiene y nutre al bebé en crecimiento. La mujer no menstruará hasta algún momento después del nacimiento del bebé, que generalmente es de nueve meses, más (a veces) si ella está durante el periodo de lactancia.

Cuerpo masculino: órganos y glándulas descritos de forma independiente.

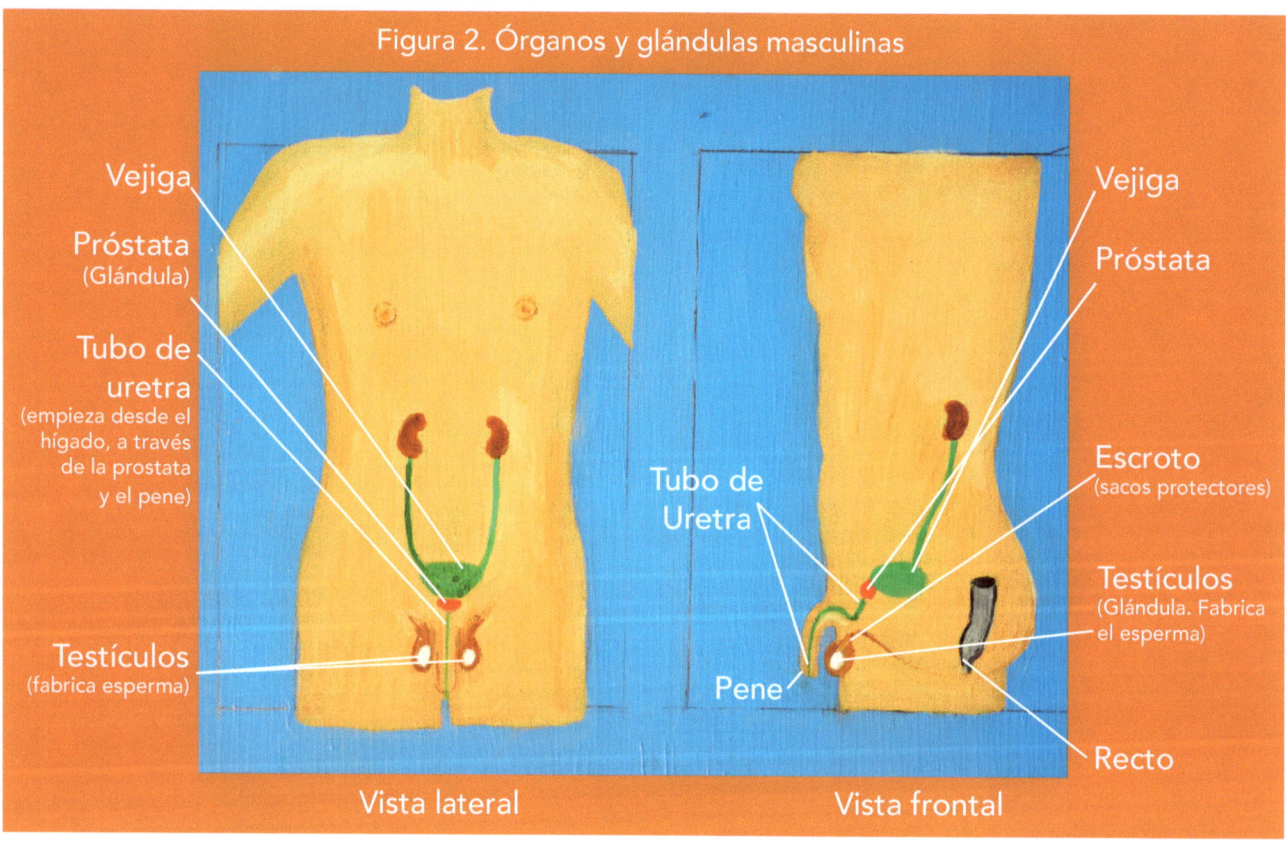

En el cuerpo masculino, los órganos son en su mayoría externos, fuera del cuerpo. El pene es un órgano masculino que tiene tres partes: la parte que se adhiere a la pared del abdomen es la raíz. El eje es la segunda parte y el tubo es por donde viajan la orina y el semen. La punta o cabeza del tubo del pene es donde el tubo termina en la abertura penal; donde se expulsa la orina y el semen. Está cubierto por una piel suelta llamada prepucio, a menos que se elimine por medio el procedimiento de la circuncisión. En el interior del tubo en forma de cilindro del pene hay tres cámaras de forma circular conformadas por esponjas, como los tejidos, que se pueden llenar de sangre para hacer que el pene sea rígido. En cada lado del pene hay dos sacos, que son la tercera parte de los órganos masculinos, y se llaman escroto. El escroto actúa como un sistema de enfriamiento para proteger los testículos dentro de ellos. Los testículos son glándulas en forma de aceitunas grandes, mismos que producen el esperma y el semen. El semen es el fluido que transporta el esperma. Los testículos también producen la hormona testosterona que se vuelve más activa en la pubertad, entre los 11-14 años. La testosterona es la principal hormona sexual masculina que genera o produce esperma. La próstata es una glándula ubicada debajo de la vejiga que produce el líquido que nutre y transporta los espermatozoides. La glándula prostática tiene dos tubos que se conectan a cada testículo. El tubo comienza en los testículos, viaja hacia arriba y alrededor de la vejiga y entra en la parte superior de la próstata; es donde se libera el semen, ya que se mezcla con los espermatozoides que viajan a través de la uretra.

Procreación: los órganos y las glándulas de mujeres y hombres se describen interdependientemente.

La procreación se describe en tres etapas: Etapa 1, preludio de la procreación. Etapa 2, cuando el espermatozoide y el óvulo se encuentran. Etapa 3, después que el espermatozoide y el óvulo se conocen.
Lectura sugerida: alrededor de la pubertad o cuando se le pregunte.

Etapa 1. Preludio de la procreación.

La pubertad y lo que significa. Se sabe que sin la carga del deseo o la excitación, la procreación o la crianza de bebés no ocurriría. Por lo tanto, la naturaleza ha proporcionado una forma segura para que la continuación de la especie se garantice. Esta garantía son las hormonas. Las hormonas primarias que dan sus señales son las glándulas pituitaria y pineal ubicadas en el cerebro. Las glándulas dicen cuándo es el momento de comenzar la pubertad y en consecuencia, activan las hormonas secundarias, que se encuentran en las gónadas: los testículos en el hombre y los ovarios en la mujer. TODAS las hormonas comienzan sus respectivos grados de secreciones en el momento y oficialmente comienza la pubertad; es un proceso donde el cuerpo de un niño madura en un cuerpo adulto. Este proceso es la preparación y la maduración que eventualmente permite que uno pueda procrear o reproducirse sexualmente. La pubertad puede comenzar entre las edades de 9 a 13 años. Cada individuo es único en el comienzo y fin (de la pubertad), puede durar hasta las edades de 17 a 21 años. Hay muchas señales de que la pubertad ha comenzado y que las diferentes hormonas están en funcionamiento o activadas: las mujeres desarrollarán senos y comenzarán su menstruación. En los hombres crece el vello corporal, su voz se profundiza y se desarrolla masa muscular. La activación de la pubertad también estimula y activa muchos sentimientos emocionales diferentes, incluidos: querer experimentar la independencia, los grados de separación de los padres, la curiosidad sobre el mundo y la curiosidad sobre el sexo opuesto y muchos más.

La combinación de cambios emocionales y corporales que se producen crea un deseo donde el hombre "querrá" tener una unión con una mujer y la mujer tendrá unión con el hombre. El "querer" es la naturaleza "garantizada" que ha proporcionado para asegurar la continuación de la especie. El "querer" es el deseo que se desarrolla y sucede porque los órganos sexuales, con todas sus terminaciones nerviosas, se han activado y son sensibles a la liberación de las hormonas. Estos órganos del cuerpo se vuelven más sensibles al tacto y son capaces de despertarse. La combinación de estar físicamente excitado más la respuesta emocional correspondiente (que es unir), puede evolucionar hacia un aumento en el deseo de unión.

El área sensible básica para el hombre es el pene, en la mujeres el área mas sensible es la vulva, específicamente el órgano llamado clítoris. El clítoris es una pequeña porción alargada de los genitales femeninos en el extremo superior de la vulva. La excitación estimula y motiva a uno en el acto de hacer el amor o tener relaciones sexuales, eso hace a los bebés. Este tipo de excitación que acabamos de explicar involucra principalmente los órganos básicos correspondientes e interdependientes de la mujer (la vagina y el clítoris) y el hombre (el pene y la próstata). PERO la excitación es mucho más complicada y puede ocurrir de diferentes maneras, lo que incluye besos, sostener la mano, conversación íntima y caricias, por nombrar algunos.

Etapa 2. El encuentro del esperma y el huevo.

Nota del autor: A continuación abajo, solo se explica el aspecto físico de la unión sexual. Esto debería ser entendido y considerando que hay muchas emociones asociadas al acto de hacer el amor o tener relaciones sexuales. La forma en que nos referimos a este acto muestra o refleja nuestra respuesta emocional y madurez acerca de las relaciones sexuales. Básicamente, es importante tratar a los demás, como le gustaría que lo trataran. Ser responsable ante su propio cuerpo en todas sus maravillas, expresiones y capacidades, ser capaz de transmitir ese respeto a su pareja de forma armoniosa en el ser.

Comúnmente, cuando ocurre la excitación, el deseo sigue y la posibilidad de unión física aumenta. Esta "unión" tiene muchos nombres: hacer el amor, el sexo, el coito, las relaciones sexuales, etc., y todos son nombres que representan el mismo acto que implica movimientos rítmicos que unen el pene del cuerpo del hombre con la vagina del cuerpo de la mujer. Explicado con más detalle, la vagina tiene una abertura en la parte externa del cuerpo, este es un extremo del canal vaginal y es donde entra el pene. Cuando una pareja es estimulada o excitada lo suficiente, el pene (órgano) se volverá erecto y rígido. El pene es rígido, como recuerda, porque las 3 cámaras esponjosas del pene ahora se absorben con sangre, lo que hace posible que el pene penetre y entre en la vagina de la mujer. El deseo es el inicio de la unión del pene y la vagina, es la garantía que permite que el esperma y el óvulo se unan durante el acto de hacer el amor (como se describió anteriormente). El esperma (de los testículos) y el fluido seminal (de la glándula prostática) del hombre, se mezcla en el tubo de la uretra ubicado dentro del pene y sale de la abertura penal. En algún momento durante la unión de la pareja acompañada de movimientos rítmicos, el hombre alcanzará un punto de excitación llamado clímax, que la mujer también experimentará, su pene entonces eyaculará ese esperma en la vagina de la mujer. Los espermatozoides nadarán por la vagina pasando a través del cuello uterino hasta el útero en busca del óvulo. Hay miles de espermatozoides tratando de encontrar el huevo. Una vez que un espermatozoide ingresa (con la ayuda de otros 11 o 13 espermatozoides) y fertiliza el óvulo, un escudo protector se elevará alrededor (del óvulo) para evitar que otros entren y lo fertilicen.

Etapa 3. Después de que el esperma y el huevo se encuentran.
La unión del óvulo y el espermatozoide en el útero durante la fecundación se convierte en un cigoto. Un cigoto significa la mitad del ADN del esperma del padre y la mitad del ADN del óvulo de la madre formando una nueva vida. La vagina es un tubo: en un extremo está la entrada que tiene su abertura en el exterior del cuerpo, el otro extremo de la vagina está dentro del cuerpo y termina en el cuello uterino (cerviz). El cuello uterino es la entrada a la matriz o útero. El útero es donde el cigoto se convierte en un feto, que evoluciona y crece hasta convertirse en un bebé. El cuello uterino o cerviz es un músculo en forma de anillo muy fuerte llamado músculo del esfínter. Este tipo de músculo es tan fuerte que puede sostener y mantener a un bebé en crecimiento dentro sin que se caiga. Un bebé tarda aproximadamente nueve meses en desarrollarse por completo. Una vez que el bebé se ha desarrollado completamente, el cerviz se afloja y se estira. El aflojamiento y estiramiento del cerviz se llama dilatación. Al mismo tiempo las glándulas pituitaria y pineal están activando los conductos de la leche dentro de las glándulas mamarias de la mujer para producir leche para su bebé. Cuando el cuello uterino está completamente dilatado alrededor de 10 cm, el bebé viene al mundo a través de la vagina, que también se conoce como canal de parto. Cuando el bebé nace la leche está lista.

Nota del autor. Como se dijo anteriormente, este tema se explica únicamente en el contexto de la procreación, que incluye solo un aspecto de nuestra forma física. Pero los seres humanos son más complejos y tienen aspectos mentales, emocionales y espirituales de su ser. Las instituciones, las religiones, las culturas e incluso algunas de nuestras leyes tratan de regular el aspecto sexual de nuestras vidas. Este libro aborda cualquiera de esos otros aspectos, pero se da cuenta y respeta la elección de otros. El propósito aquí es abordar las diferentes etapas de la procreación para ayudar a proporcionar respuestas a nuestros jóvenes. Este es solo un punto para empezar.

Significado espiritual. El chakra sexual o sacro se encuentra debajo del estómago y el ombligo. El chakra sacro/sexual controla los órganos sexuales, la vejiga, la uretra y también afecta las piernas, la garganta y la cabeza. Sus colores son tonos de naranja con algo de rojo. Está estrechamente relacionado con el chakra base, que se encuentra en la parte posterior del cuerpo en la punta de la columna vertebral. Esta área es donde la energía "kundalini" del cuerpo, se basa en la Tierra y el mundo material. A medida que despertamos sexualmente durante el proceso y el progreso de la pubertad, esta energía aumenta y activa nuestra capacidad de procrear.

Gran cantidad de la energía reside en el chakra sacro que proporciona una excelente fuente para ayudar a evolucionar y mantener las frecuencias vibratorias más altas de los chakras superiores. Esta tremenda energía puede ser el *alimento* que se utiliza y transmuta a medida que viaja por la columna vertebral alimentando las zonas de mayor creatividad ubicadas en los chakras del corazón y más arriba. Se dice que se necesita un chakra sexual saludable para el desarrollo espiritual, ya que es importante una gran cantidad de energía para evolucionar, transmutar o cambiar las frecuencias bajas de los chakras inferiores en frecuencias altas de los chakras superiores. Transmutar la energía sexual no significa la supresión de la energía sexual. Cambiar o alterar la naturaleza o trasmutar la energía sexual es redirigir y utilizar esta energía para otros "propósitos de chakras superiores". Desarrollar y madurar las capacidades mentales, emocionales y espirituales requiere disciplina y una gran cantidad de energía.

La transmutación solo puede tener lugar si uno tiene una actitud "sana" hacia el cuerpo y el sexo, donde la energía puede moverse libremente, sin trabas y con éxito por la columna vertebral. También cuando las energías inferiores evolucionan y se expanden, el amor y el interés solo en "si mismo" y algunos se transmutan o se transforman en amor universal para todos. Las energías de los chakras sexo y kundalini solo se pueden transmutar a frecuencias más altas, cuando se mueven hacia los chakras superiores a través de la columna vertebral. Conforme esta energía viaja, también puede sanar y maximizar las funciones de los órganos y glándulas del cuerpo físico. Además conecta, sana y maximiza los campos etéricos del usted mental, emocional y espiritual. Así mismo, estas conexiones elevan la "calidad" de la unión, a diferencia de la cantidad de uniones, cuando uno se involucra en "hacer el amor" o tener unión sexual.

Los chakras superiores son el lugar donde las energías bajas purificadas provenientes del chakra base o kundalini, el chakra del sexo (o sacro), chakra umbilical (CHI) y chakras del plexo solar pueden conectarse y mezclarse con las energías de las frecuencias más altas del chakra del corazón, garganta y de la corona. Estas energías conectadas pueden volverse aún más poderosas cuando continúan hasta el alma encarnada, el alma pura, directamente a la Fuente Divina/Dios. Cuando somos capaces de unir el cuerpo material con nuestros campos etéreos (áuricos) al elevar nuestra conciencia y conectarlo con lo Divino nos hemos autorealizado o despertado. Cuando individualmente hemos hecho nuestra contribución al colectivo estamos más cerca de crear "el Cielo en la Tierra". La tremenda combinación de lo siguiente: energía kundalini, energía sacro (sexo) y las energías únicas de CHI se mueven en la misma dirección, nuestro desarrollo y evolución espiritual se maximizan enormemente.

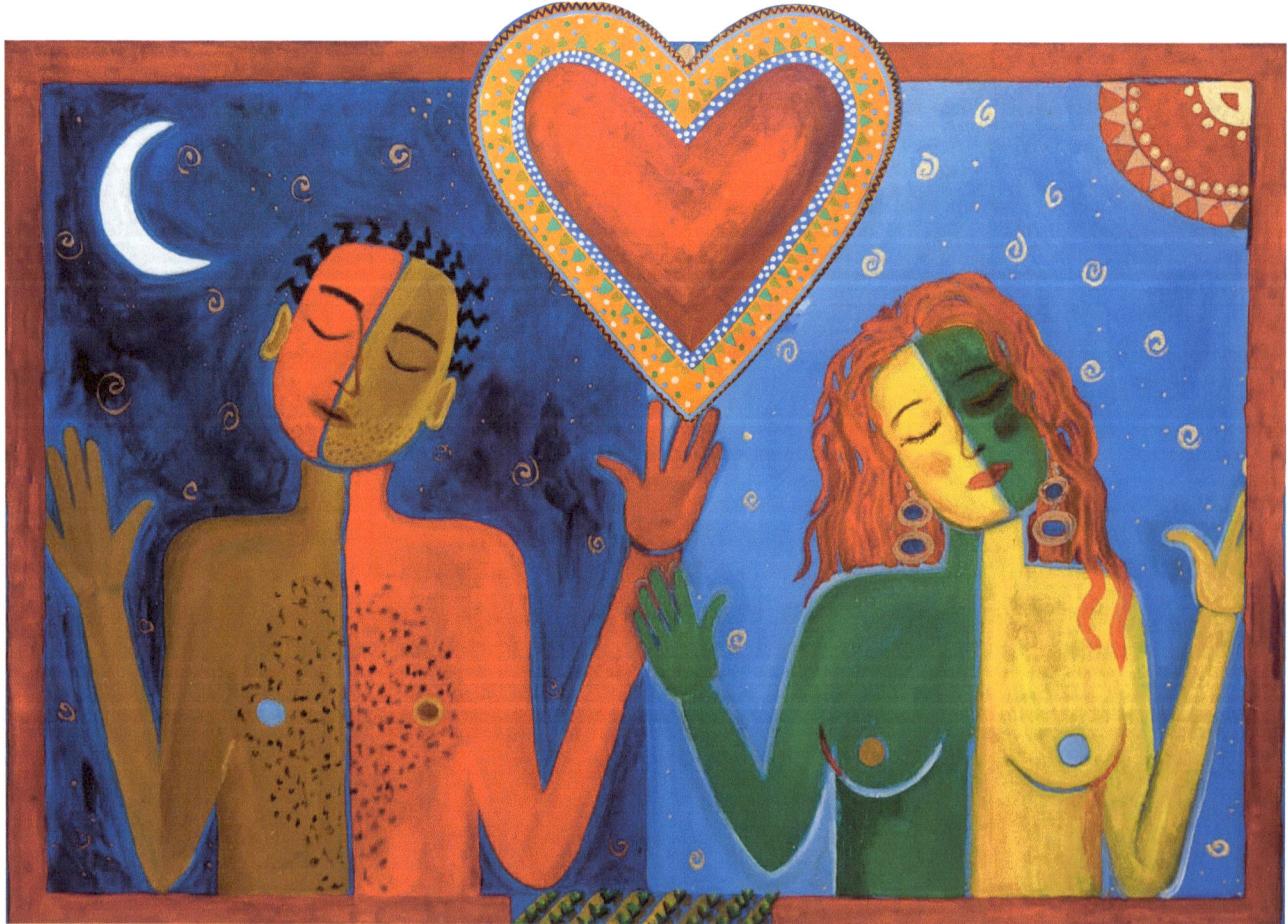

Parte 4 Frecuencia de ondas (Hertz) y ondas de luz (nanómetros) Espectros

    Espectro completo conocido
    Nuestro espectro
    En música
    Vibración en las emociones humanas

Parte 5 Escuelas de la sabiduría

    Kabbalah y los 13 Sephiroth
    Los Tres Pilares de la Vida
    Árbol Invertido de la Vida

Frases Famosas

Si quieres conocer los secretos del universo, piensa en términos de energía, frecuencia y vibración.
Nicolas Tesla

Todo es energía y eso es todo. Haz coincidir la frecuencia de la realidad que deseas y no puedes evitar obtener esa realidad. No puedo ser de otra manera. Esto no es filosofía. Esto es física.
Albert Einstein

GLOSARIO

Frecuencia. La energía tiene una vibración y al ritmo que ocurre una vibración crea una onda. La energía puede hacer esto de dos maneras: 1) como sonido en el mundo material/forma o 2) como un campo electromagnético (radio, infrarrojos y rayos gamma). Ambos se miden en segundos llamados Hertz. Cuando una vibración completa un ciclo por segundo, la frecuencia es de 1 Hertz. Si completa 432 ciclos por segundo, entonces es 432 Hertz (Hz).

Hertz lleva el nombre de un científico alemán, Rudolf Hertz, que inventó la forma de medir las ondas. Debido a que las ondas son tan vastas y existen tantas frecuencias diferentes, especialmente frecuencias más altas como las electromagnéticas, necesitamos sistemas de medición más altos para acomodarlas. Algunas formas de medir las ondas son:

Mega Hertz son 1,000,000 Hertz (para computadoras)

Giga Hertz son 1,000, 000,000 Hertz. (para computadoras)

Nano Hertz son mil millonésimos (10^9 de un hercio). Los rayos gamma se miden en nano hertz porque la frecuencia de energía es extremadamente alta.

Espectro es una banda de diferentes colores, como los colores que podemos ver a simple vista, que son producidos por sus diferentes grados de longitud de onda. También incluye bandas más altas de "colores" invisibles o longitudes de onda de energía causadas por radiación electromagnética como rayos gamma, infrarrojos, rayos X y ultravioleta.

Fractal, proviene de la palabra raíz que significa roto o fracturado. Un fractal es un patrón interminable de CÓMO la materia auto-organiza patrones complejos que son auto-similares pero que se encuentran en diferente escala o tamaño en el mundo macro y micro. Es una simple repetición del mismo patrón. Algunos ejemplos de los fractales son: un rayo, montañas, las nubes, las vertientes de los ríos, brócoli, helechos, árboles y sus hojas (como el árbol ilustrado en el libro), copos de nieve y el ADN.

Toro: Ver el glosario en la parte 3.

TOTAL (conocido) Espectro de longitud de onda y frecuencia.

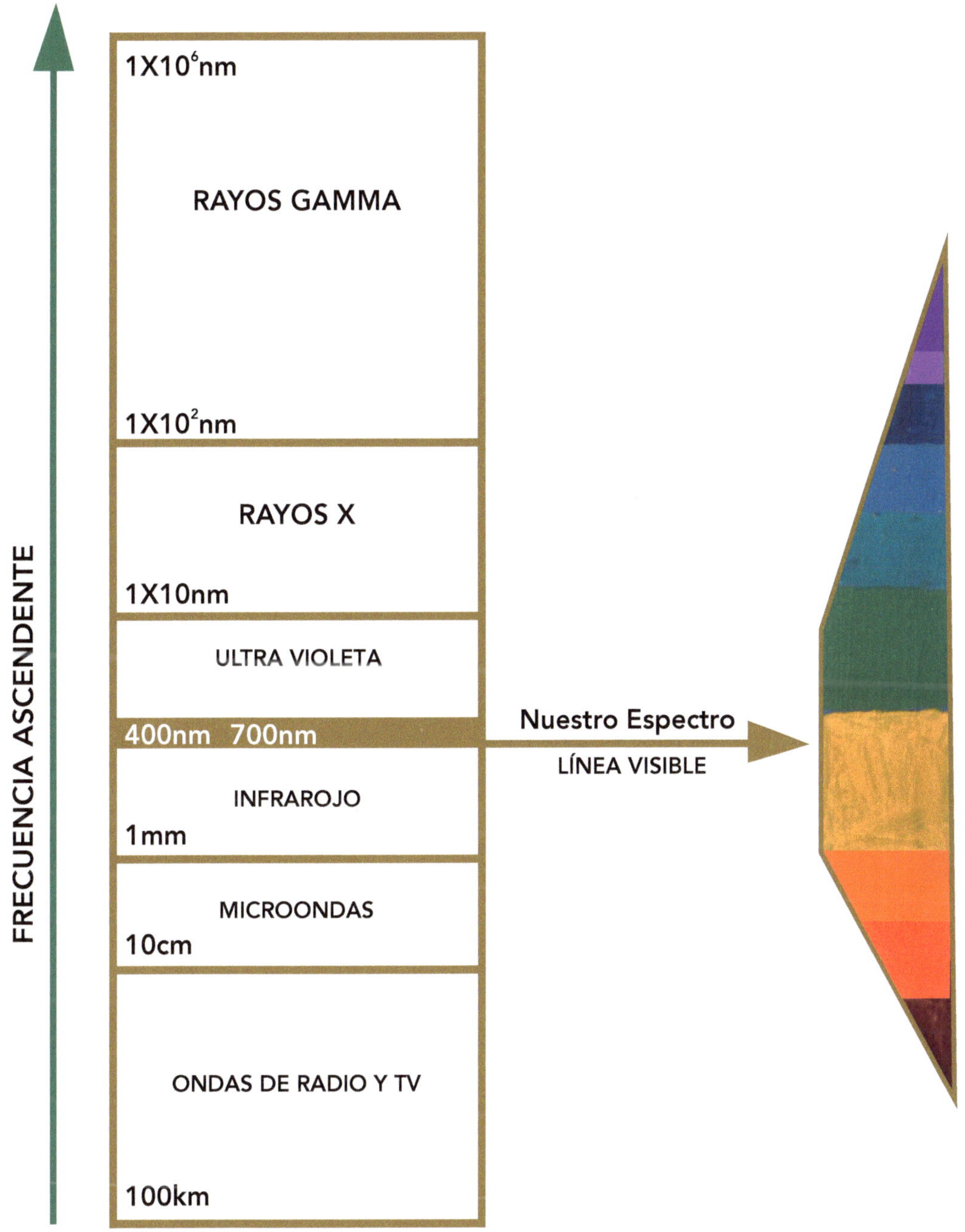

FRECUENCIA ASCENDENTE ↑

- 1×10^6 nm
- **RAYOS GAMMA**
- 1×10^2 nm
- **RAYOS X**
- 1×10 nm
- **ULTRA VIOLETA**
- 400nm   700nm → **Nuestro Espectro** / LÍNEA VISIBLE
- **INFRAROJO**
- 1mm
- **MICROONDAS**
- 10cm
- **ONDAS DE RADIO Y TV**
- 100km

Longitud de ondas

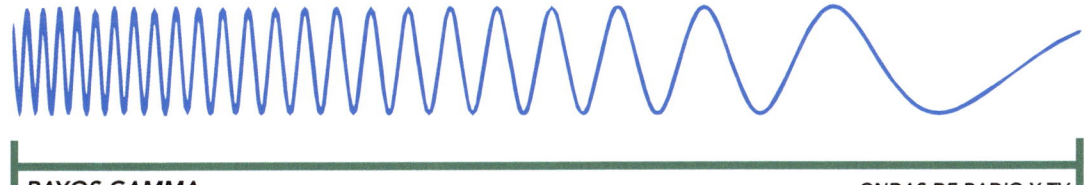

RAYOS GAMMA — *ONDAS DE RADIO Y TV*

Frecuencia, Longitud de Ondas, Escalas Protónicas y su relación con el color.

Esta gráfica muestra: 1. vibración de frecuencia (Hertz), 2. longitud de onda (nm) y 3. escalas de protones. Éstas escalas de frecuencia entre 380 nm y 900 nm son aproximadas. Estos rayos son las únicas ondas que son visibles en nuestro mundo de 3D.

Cómo leer la gráfica.
La frecuencia aumenta o incrementa a medida que se mueve de derecha a izquierda.
Las longitudes de onda se hacen más largas mientras lee de izquierda a derecho.

1. Frecuencia (energía) (hertz, Hz).

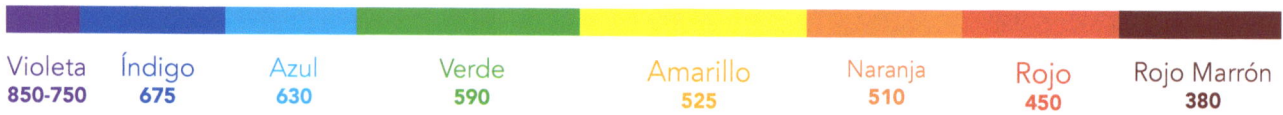

Violeta	Índigo	Azul	Verde	Amarillo	Naranja	Rojo	Rojo Marrón
850-750	675	630	590	525	510	450	380

2. Longitud de onda (nm) (cuanto más sea el número, más ajustada será la longitud de onda).

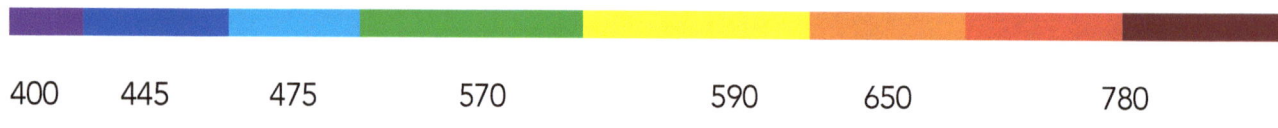

400   445   475   570   590   650   780

3. Energía del protón (electrones voltios (eV).

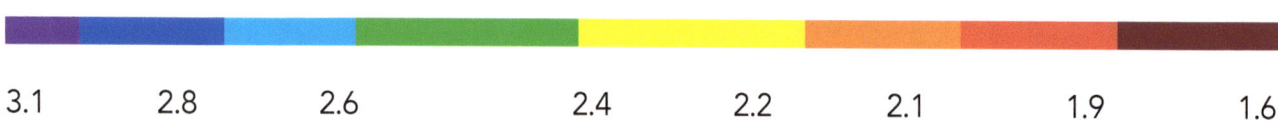

3.1   2.8   2.6   2.4   2.2   2.1   1.9   1.6

Colores, la escala musical y su relación con las emociones.

Muestra de la gráfica con las escalas del color. En ésta página puede ver como los colores, los hertz y tonos musicales corresponden a las emociones. La tabla comienza de la expansión completa de las emociones más altas y desciende a las emociones inferiores. Estudios independientes han demostrado que las cadenas de ADN responden a las emociones más bajas por endurecimiento o constricción de su estructura. La emociones más elevadas relajan el fluido de energía y promueven la habilidad del ADN para la autoorganización, que se basa en la estructura fractal y la eficiencia de la proporción del PHI.

COLOR	HERTZ	TONO MUSICAL	EMOCIÓN
Violeta	850-1000 hertz	SI=B	Iluminación, estado perfecto, despierto, compasión
Índigo	750-850 hertz	LA=A	Retorno al orden espiritual, intuición, compasión
Azul	750-650 hertz	SO=G	Entendimiento, paz, creatividad, armonía perdón y sanación
Verde	650-700 hertz	FA=F	Equilibrio, amor mismo y conexión, aceptación
Amarillo	525-650 hertz	MI=E	Fuerza de voluntad, fortaleza interior, confianza, coraje, perseverancia
Naranja	480-525 hertz	RE=D	Orgullo, ira, deseo, culpa, sin esperanza, celos, miedo y envidia
Rojo	360-480 hertz	DO=C	Pena, apatía, culpa, vergüenza, codicia y rabia

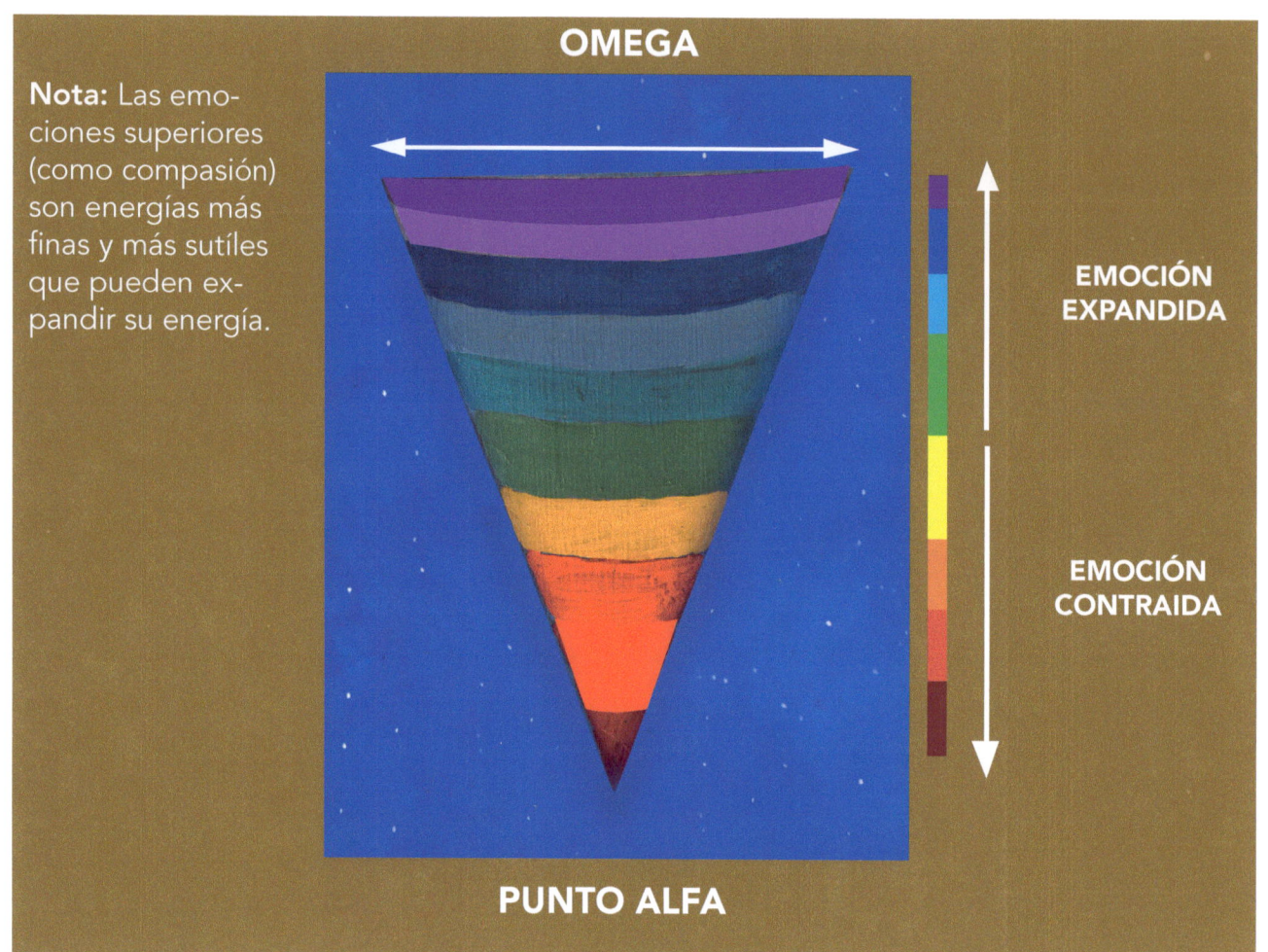

Cómo funcionan las emociones de acuerdo con esta tabla. Las emociones inferiores tienen una onda larga y una frecuencia energética baja (ira). Las emociones más elevadas tienen una longitud de onda más corta y una frecuencia más alta (compasión). Una emoción como la ira tiene un efecto restrictivo en todo el cuerpo y la mente porque tiene una tasa de vibración más baja y una longitud de onda más larga. Las emociones bajas residen en la parte más baja del cono. Las emociones constrictivas tensan el flujo de energía dentro de todo el cuerpo, lo que ejerce presión sobre los órganos, las glándulas y el sistema nervioso. Las emociones constrictivas inferiores no resueltas, a largo plazo pueden causar el mal funcionamiento de los órganos, otras partes del cuerpo y en algunos casos, ocasionar enfermedades graves e incluso la muerte. Las más bajas también afectan a las glándulas suprarrenales porque mantienen al cuerpo en un estado de ansiedad, exitación o estrés. Uno puede usar las emociones de nivel medio y superior para ayudar a superar las emociones inferiores. A medida que uno reflexiona, busca las razones detrás de la ira (como un ejemplo), se da cuenta cuando surge y se esfuerza para evitar esas situaciones, y/o madurar, busca encontrar una respuesta para manejar el enojo, es entonces cuando está en su camino hacia la resolución y la curación. Descubrirá que las emociones de rango medio como el coraje, la perseverancia y la fuerza interior pueden usarse para superar esas emociones inferiores. A medida que usamos las emociones superiores, como la compasión, comenzamos a expandirnos aún más hacia el cono superior. Al resolver las emociones inferiores, uno notará que la ira real (como en este caso) no se destruyó, ni se rellenó ni se ignoró; las emociones evolucionaron. Se manejó usando el rango medio para emociones cardiacas más altas en combinación con una mente más consciente, disciplinada y despierta.

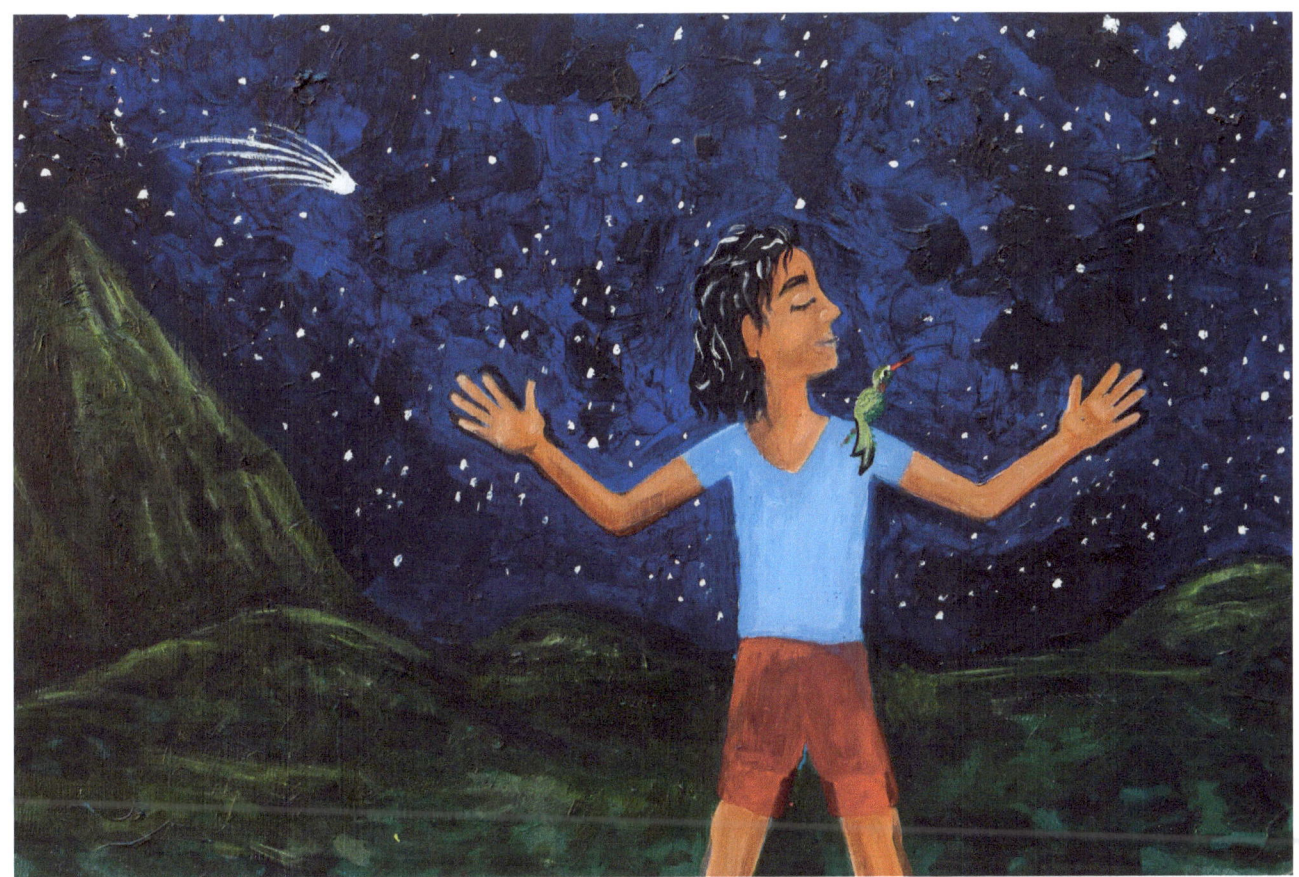

En el siguiente ejemplo, Matisse combina su autoanálisis (mente) y sus emociones de rango medio a alto para superar una emoción inferior, como la ira. Matisse nota que cada vez que tiene que leer en voz alta en clase se pone nervioso y luego se enoja. Decide investigar POR QUÉ tiene tal conexión entre leer en voz alta, nerviosismo e ira. Él toma la decisión de encontrar sus propias respuestas para resolver esta asociación y conexión. Luego se sienta, medita por un tiempo y se le ocurren varias opciones además de un plan. Matisse simplemente se empodera eligiendo resolver sus propios problemas, usando las emociones de rango medio: fuerza de voluntad, perseverancia y coraje.

Se da cuenta que podría tener algo de ayuda, por lo que le explica a su maestra la situación y le pregunta si es posible omitir la lectura en voz alta durante una semana. También le pide ayuda a su mejor amiga Lucy. (VerMás se enorgullece de que Matisse está buscando cómo resolver sus propios problemas). Luego Lucy explica que la clase no se "ríe" por lo que él piensa, acerca de que es un mal lector. Lucy le informa que no se burlan de él sino que se divierten pues les gusta como dice alguna de las palabras por su acento. De hecho, siempre esperan a que lea, ya que les gusta imitar su acento. Matisse se siente aliviado de escucharlo y se da cuenta que su pensamiento era equívoco. Con esta realización se siente aliviado y nota porque siente que su ira se va. Esta nueva información comienza a asociarla y desconectar ciertas emociones con la lectura en voz alta que causaron el estrés, lo que llevó a la ira. Volvió a analizar su situación y consideró la nueva información que incluía a su acento. Matisse decidió que le gustaba su acento, pero que también quería pronunciar ciertas palabras con mayor precisión y trabajó en ello. Usó sus soluciones recién descubiertas y cuando fue su turno de leer en voz alta estaba menos nervioso y menos estresado, lo que en el pasado le hizo enojarse. Esta vez su enojo no emergió tanto porque se había empoderado a sí mismo con el conocimiento de su situación.

Gracias a Lucy, a su maestra y a la propia capacidad y madurez de Matisse pudo asumir la responsabilidad de resolver sus propios problemas; Matisse se fortaleció. Ejerció sus habilidades al usar estas emociones de rango medio superior: fuerza de voluntad, perseverancia y coraje. Pudo conectarlos consigo mismo al elegir sanar. Matisse también se dio cuenta de que perdonándose a sí mismo (por no actuar y creer en sí mismo antes) podía perdonar a sus compañeros de clase. Comprendió que también sufren por las propias interpretaciones erróneas sobre ellos mismos y los demás. Esta comprensión hizo que Matisse experimentara la compasión, una de las emociones más evolucionadas, no solo hacia sí mismo sino también hacia sus compañeros de clase.

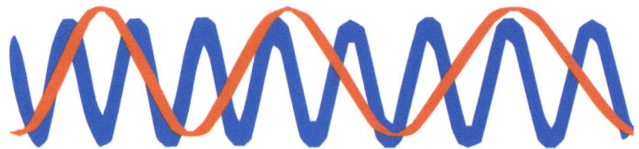

Las emociones bajas tienes ondas largas (roja). Las emociones altas tienen ondas cortas (azul). Las emociones se cancelan por la frecuencia de ondas altas. Matisse utilizó sus emociones de rango medio y las altas por encima de las bajas.

Herramienta espiritual: Cómo pasar las emociones inferiores cuando se lucha por transmutar sus frecuencias.

A veces nos frustramos por nuestra falta de progreso para manejar y superar nuestras emociones más bajas. Estas emociones más elevadas se están desarrollando pero están luchando con el otro lado de nosotros mismos que todavía está enredado con las emociones inferiores.
Hay una forma de eludir esta lucha temporalmente al alcanzar y conectarse con nuestro ser superior, el ser que está conectado con el Alma. A través de la oración y la fuerte intención podemos solicitar comunicación directa y conexión con nuestra Alma, siempre responderá en una variedad de formas que incluyen sueños, ideas, sincronicidades y/o "coincidencias". El Alma siempre responderá a nuestras súplicas auténticas de las emociones superiores: comprensión, perdón, aprecio, valor y/o compasión. También podemos utilizar este mismo método cuando tenemos dificultades para comunicarnos con un ser querido (vivo o fallecido) que forma parte de nuestra vida en el presente o en el pasado. HACEMOS esto primero contactando a nuestro Ser interior más elevado y pidiéndole que se ponga en contacto con el Ser superior del otro (mamá, papá, hermano, maestro, amigo y/o percibido como "enemigo"). El Ser superior pedirá permiso en su nombre para participar en una comunicación abierta con el yo superior del otro. La intención debe ser pura y para el bien superior de cada uno y de los demás (familia y comunidad). Cuando los "Yo superiores" se involucran, los juegos usuales, las defensas y/u otras emociones del ego inferior son aprobadas o son superadas por la pureza de la intención y por la incapacidad del Alma para participar en emociones inferiores.
Las pistas y/o las realizaciones se presentan, se revelan a ambos lados correspondientes a la unicidad y la individualidad de cada personalidad. En otras palabras, el Ser superior sabe exactamente CÓMO decir y QUÉ información necesita con presición. Lo que permitirá, en este momento, superar el bloqueo dentro de usted y/o liberarse y manifestar un camino hacia la resolución.

El alma siempre aceptará la oportunidad de ayudar a uno en la búsqueda de "conocerse a sí mismo". Esto se traduce en enfrentar los desafíos que la vida nos presenta, a través de las relaciones. Las relaciones en su alegría y desafíos nos brindan oportunidades para la madurez emocional y espiritual. Nuestras relaciones con los demás cambiarán y evolucionarán a medida que cambiemos y evolucionemos interna e individualmente.

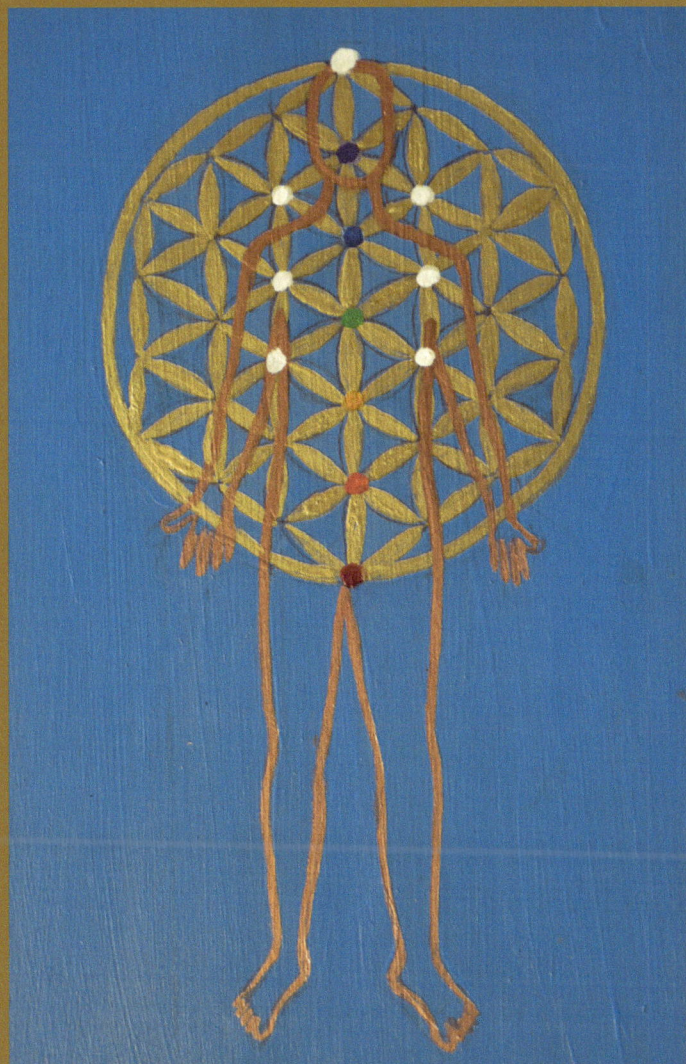

Parte 5. Escuelas de la sabiduría antigua
Kabbalah y los 13 Sephiroth
Los Tres Pilares de la Vida
El Árbol invertido de la Vida

Cabal proviene de la palabra Cabalá/Kabbalah, una palabra del siglo XVI (pero mucho más antigua) que formaba parte de las tradiciones judías y agnósticas del sistema de chakras. Sin embargo, en la historia reciente ha llegado a significar "un pequeño grupo de conspiradores secretos en contra de un gobierno o una persona con autoridad". Existen otras definiciones que también son negativas. En este libro usamos el significado original de la palabra, que la describe como un sistema de chakras religioso/espiritual originalmente pensado para unir y conectar al hombre con el Creador y lo Divino. A lo largo de los siglos y más profundamente en nuestra historia reciente, esta palabra se ha vuelto contraria; Su divinidad ha sido eliminada y pervertida de su versión original. Esto proyecta una sombra horrible en la sabiduría espiritual que ofrece la Cábala/Kabbalah. Sus prácticas y conocimientos pueden ayudarlo a crear su propio *mapa* respectivo que puede llevarlo a su Divinidad, que también es su reconexión con Dios/Primera Fuente.

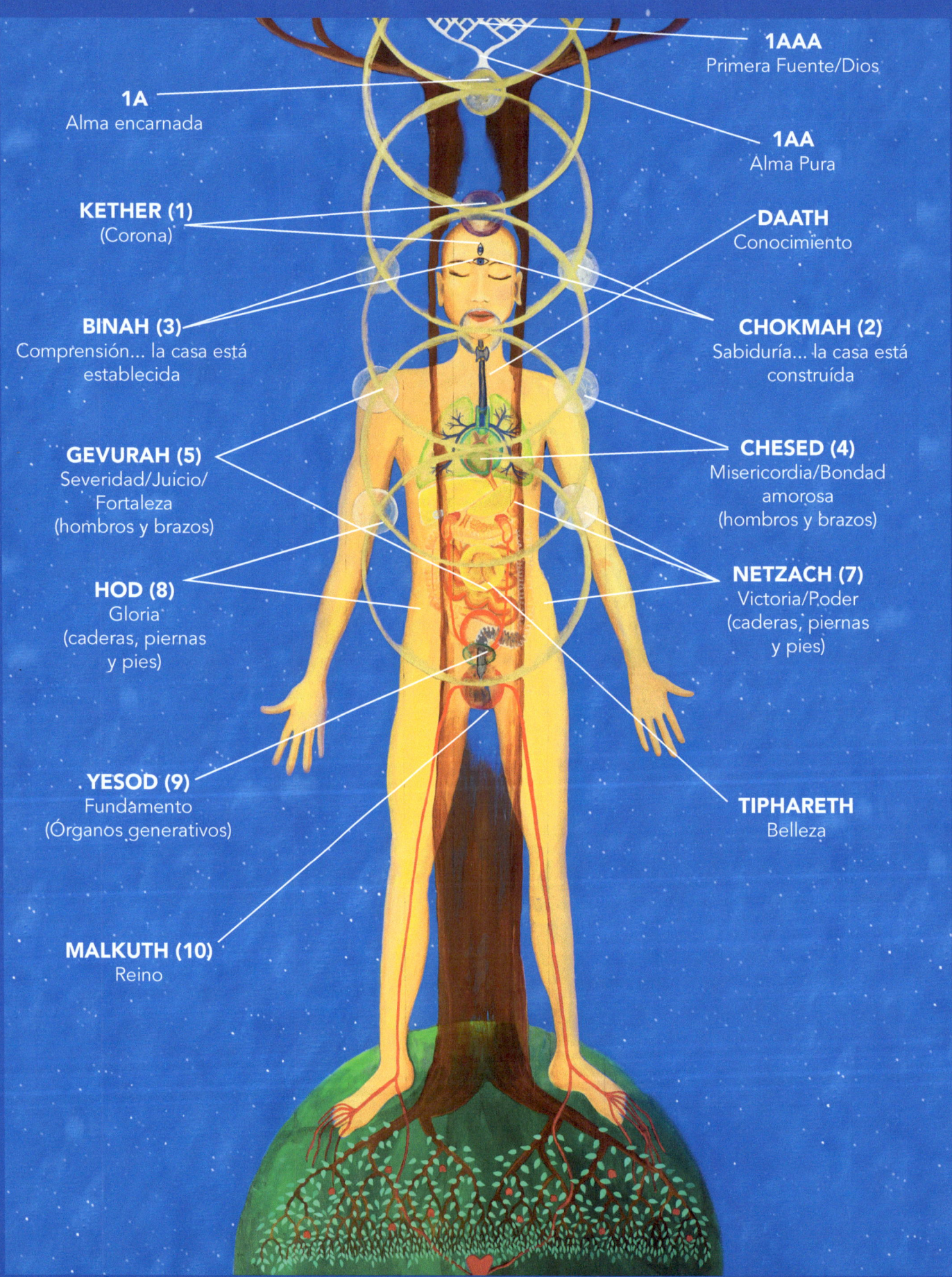

GLOSARIO Y ANTECEDENTES HISTÓRICOS

Kabbalah (Cabbala o Cabala o Cabbalah). Definición del diccionario Webster: "Un sistema medieval y moderno de teosofía, misticismo y taumaturgia judía (realización de milagros y/o magia) marcado por la creencia en la creación a través de la emanación y método cifrado (codificado) para interpretar las Escrituras". No vamos a usar esta definición, ya que es muy incompleta e imprecisa en el significado profundo de esta palabra y lo que implica. Intentaremos dar más de uno en la parte 5.

Sephiroth (Sefirot o Sephirot, singular es Selfirah o Sephirah)
Hay 10 sephiroth y algunos creen que hay 11 *joyas* sephiroth que pueden guiar nuestro *interior* hacia nuestro ser real o ser divino. Las tradiciones judías y agnósticas creen en estos 10 sephiroth básicos (judíos) u 11 (agnósticos).

En este libro condensaremos la información de cada Sephiroth y daremos una visión general de la Kabbalah y cada 13 Sephiroth basados en algunos estudios del maestro Choa Kok Sui en su libro, *La Esencia Espiritual.* También se incluyen las obras de Parmahansa Yogananda, Sri Ramana Maharshi así como otros grandes maestros y los antiguos estudios del budismo tibetano. Todas estas obras sagradas comparten realización y disciplinas similares en la búsqueda de la misma cosa: iluminación, autorrealización o conciencia cósmica. La Kabbalah, así como todos los grandes textos espirituales, requiere un gran estudio y devoción para desbloquear, comprender y adoptar sus joyas o llaves. Estas son las claves que ayudan a liberar el alma del mundo material y sus lazos con la reencarnación o el *reciclaje.* Esto es solo una descripción general para ayudar a exponer la grandeza de las obras *sagradas* históricamente envueltas en el secreto y medias verdades.

La Kabbalah es una antigua tradición mística "oculta" (secreta) basada en el Sephiroth.
Hay 13 Sephiroth y son fuerzas creativas o *joyas* que pueden intervenir en nombre de alguien que aprende, practica y se convierte en el aprendizaje de cada Selfirah. Los Sephiroth intervienen en nombre del hombre, que vive en el mundo material de la forma, y en Dios/el Infinito/la Primera Fuente/Creador.

Las posiciones físicas de Sephiroth se basa en los tres pilares de la vida (similar a las posiciones de los Sólidos Platónicos). Sin embargo, el Maestro Choa Kok Sui cree que los antiguos pueden no haberse dado cuenta de que el lado izquierdo del cerebro controla el lado derecho del cuerpo y el lado derecho del cerebro controla el lado izquierdo del cuerpo. Los pilares de la vida, por tanto, están cambiados y son contrarios a las tradiciones judías y agnósticas. Aquí se invertirá: el lado izquierdo del cerebro controla el lado derecho del cuerpo, por lo que el lado derecho corresponderá al Pilar de la Severidad; el lado derecho del cerebro controla el lado izquierdo del cuerpo para que corresponda al Pilar de la Misericordia.

La Kabbalah y los Sephiroth (explicados).
Parece que los Sephiroth se activan por autenticidad, práctica y un fuerte deseo de conectarse, fusionarse y SER uno con la Primera Fuente o Dios. A medida que la rueda de energía, chakra o Sephiroth se activan más hasta el punto que la energía personal es saludable, uno evoluciona al siguiente paso, que es transformar o transmutar esa energía y subirla a la siguiente rueda de chakra superior y despertarla. Cada paso a lo largo de la columna vertebral y la rueda del chakra correspondiente, aumenta las experiencias en unidad y ecuanimidad, lo que lleva a

la liberación del reino de la dualidad extrema. Esta probabilidad aumenta exponencialmente cuando uno usa múltiples Sephiroth simultáneamente, ya que se refuerzan, acentúan y son interdependientes entre sí. Esta es la inteligencia en movimiento que crea equilibrio y armonía. Parece que a medida que la energía en los chakras cambia y aumenta, también se expande. La acción causa un cambio en la frecuencia, permitiéndole a uno estar más alineado con el Infinito o con Dios. A medida que continúa conectándose y practicando, comenzará a resonar más y más con esa frecuencia alta, descartando viejas costumbres, hábitos y deseos del mundo material. La Kabbalah, al parecer, puede servir como un *pasaporte* en los reinos superiores. ¡También parece que a medida que evolucionamos individual y colectivamente cambiamos todo en el camino, inclusive la matriz! Esto podría significar que si tuviéramos que practicar las *joyas* tendríamos el poder suficiente para conectar nuestro Ser con lo Divino. Entonces parece que todos somos *el secreto*, porque cada uno de nosotros posee las llaves para desbloquear el propio potencial. Nuestro potencial depende de nuestra capacidad de recordar auténticamente quiénes somos y esa es nuestra responsabilidad. Lo único que realmente separa el uno del otro es CUANDO cada uno de nosotros decide hacer este viaje de empoderamiento.

Otros hecho importantes, la historia y las conexiones de la Kabbalah y Sephiroth.

Parece que hay un profundo misterio y secreto en torno a la Kabbalah. La tradición judía ha mantenido a la Kabbalah viva durante muchos siglos y puede remontarse al Antiguo Testamento. También parece que la tradición judía ha guardado y no revelado en todo lo que consiste la Kabbalah. Además hay evidencia de que la Kabbalah se remonta incluso más allá del Antiguo Testamento, principalmente debido a su asociación con uno de los símbolos más antiguos de todos, la Flor de la Vida. De hecho, encaja perfectamente dentro de esa forma de Flor de Vida. Creo que muchas culturas tienen/tenían asociaciones *secretas* similares, respectivamente, que son/fueron igualmente poderosas. Pero en nuestra historia planetaria colectiva, esa información se pierde, se quema (La Gran Biblioteca de Alejandría por los romanos) o es robada o encerrada (el Vaticano). Históricamente, estas *claves* se ocultaron, se convirtieron en secretos y son conocidos solo por unos pocos. De esto se desprende que nuestros *pasaportes* individuales y colectivos se han pospuesto o cancelado. *El camino* ha sido rastreado por medias verdades, mentiras flagrantes o lo peor enterrado o destruido. Esto deja al resto de nosotros ciegos e ignorantes, sin saber que todos somos la *llave* y que ya estamos conectados. Las *joyas* son el conocimiento de los Sephiroths, son sagradas y el conocimiento de ellas (o algún aprendizaje similar) empodera al Ser, liberándonos de una vida de reencarnaciones aparentemente interminables, o lo que me gusta llamar con mayor precisión "reciclando el alma". Estas *joyas* son llaves que pueden encenderse y conducir el gran motor del Sephiroth (chakras de energía) de Usted, todo lo que necesitamos hacer es reclamar esas llaves y usarlas. Básicamente parece que los Sephiroth son una súplica para invitar a lo Divino o a Dios a vivir y habitar dentro de nosotros como Nosotros, cada uno individualmente. En otras palabras, lo Divino mora dentro de usted como Usted.

Prana es una palabra/concepto hindú que significa fuerza vital o esfuerzos de la vida (vidatrons) que son más finos que la energía atómica. Ésta es creación potencial que impregna el cosmos y todo lo que tiene vida en él.

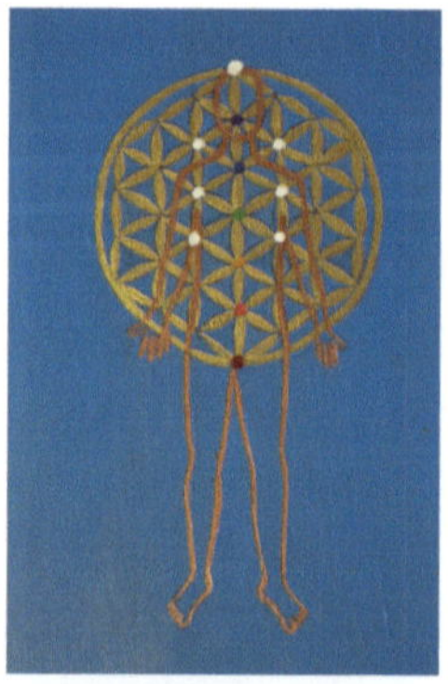

Figura 1. Los puntos (nodos) de la Kabbalah (chakras) se ajustan a la forma humana con el diseño de la flor de la vida.

La Kabbalah y los puntos de los 13 Sephiroth
(para su consideración)

Prefacio. Los dos chakras superiores o Sephiroth, están ubicados sobre la parte superior de la cabeza, sobre el chakra coronario, Kether. Estos dos chakras han sido totalmente eliminados, ignorados y/o minimizados en nuestra visión del mundo. Existen pocas escrituras que conectan los reinos superiores con la forma del ser humano, en la cual el alma SÓLO reside temporalmente. Para que existamos, el pensamiento siempre precede a la materia o forma. La física también valida que la forma siempre va precedida por los *planos* de pensamiento o ideas y no al revés. El hecho es que muchas formas de vida comparten el mismo *modelo* basado en las mismas expresiones matemáticas de PHI, ya sea que sus formas unidimensionales, 2D o 3D muestren que el pensamiento precedió a esa (s) forma (s).

Otro hecho es que los humanos tienen sistemas altamente complejos e involucran un aspecto de uno mismo o una conciencia del sí mismo. Esta autoconciencia parece tener una vida separada e independiente de un cuerpo físico. Además, el de usar solo del 10 al 20% de nuestra capacidad cerebral y que aproximadamente el 90% de nuestro ADN esté "inactivo" son otros dos hechos sobre la condición humana que son sospechosos. Esta información tiene implicaciones de largo alcance y especulaciones sobre ¿quién o qué "creador" podría activar o inactivar las pociones del ADN de una especie?. Sería una historia diferente si no se manifestara pero... ¿dónde está o qué pasó con el otro 90%? Esto significa que la mayor parte de lo que somos permanece dormido y no estamos accediendo a las porciones más grandes de nuestro cerebro y el ADN. Además algunos científicos consideran al otro 90% de ese ADN inactivo como "basura" mismo que hace más probable que exista algo oculto. De hecho, todas estas razones me parecen sospechosas y, sobre todo, inquisitivas. Por lo tanto (en esta sección del libro), la Raíz o la Fuente, se reconecta a su creación, que es la forma humana.

Lo Divino, su Cordón de Luz y su viaje a la materia: 1AAA
LA FUENTE de TODO y SU conexión se mantienen para siempre con y para todo.
Dios o la Primera Fuente es el "Océano" del todo.

Segundo Sephirah sobre Kether: 1AA
Parte del océano que decide convertirse en una *gota* o alma. La gota se separa y decide descender al mundo material. A medida que el alma desciende a la materia, se olvida cada vez más de su conexión con la Fuente o Dios, pero el alma está y siempre estará conectada. El alma "gota del Océano" mantiene su conexión siempre a través de la RAÍZ de la Fuente del Todo u OCÉANO de TODO, sin importar cuán lejos desciende. La raíz es la conexión divina para el alma, sin ella el alma cesaría su existencia individual como gota.

Sephirah justo arriba de Kether (el Chakra de la Corona) es el Alma encarnada: 1A
Conforme al árbol de la vida invertido, la raíz espiritual desciende más allá de la "zona" del alma encarnada. El cordón de luz que baja desde el alma pura se conecta con las zonas etéricas de los planos espirituales, emocionales y mentales de Usted. Se encuentra en el perímetro superior de nuestro campo áurico en la parte superior de la cabeza y continúa alrededor de todo el cuerpo, envolviéndolo. Estos campos externos ayudan a *construir* la forma humana con un *diseño del cuerpo* que se usa para el cuerpo real. *El plano del cuerpo* y el cuerpo real ocupan el mismo espacio (o éter); esta es la razón por la cual las cámaras especiales pueden detectar las extremi-

dades que no existen (físicamente) por causa de amputaciones o accidentes. El alma encarnada está separada *pero* conectada siempre a través de la raíz, mientras la energía divina desciende y vive o reside en formas etéreas de usted descendiendo en su destino final de la forma física. Cuando *re-despierta* usted comienza el viaje de regreso a la Fuente. Hasta la asención, usted es un *contenedor* de forma humana, con una estructura basada en PHI, que vive en el mundo material 3D (holograma), sujeto a las leyes de la naturaleza y la física.

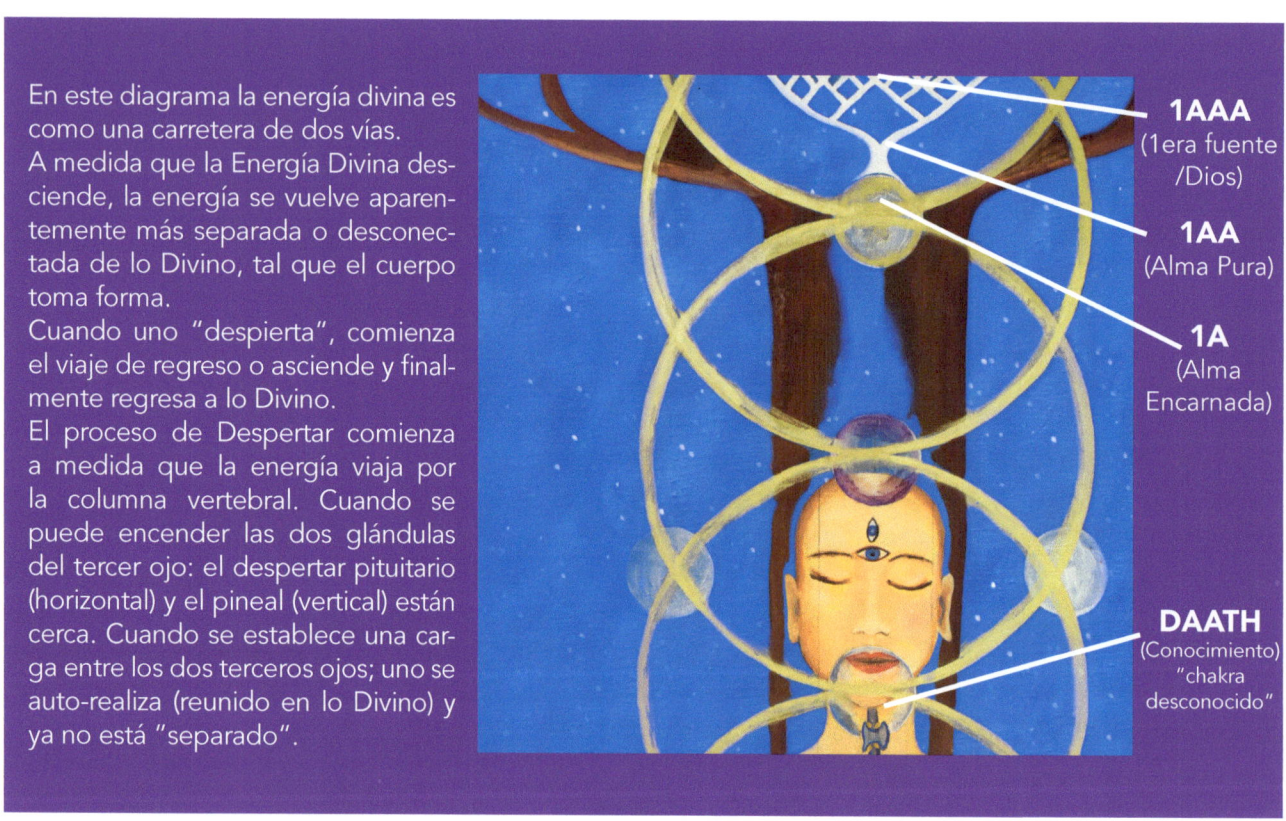

En este diagrama la energía divina es como una carretera de dos vías.

A medida que la Energía Divina desciende, la energía se vuelve aparentemente más separada o desconectada de lo Divino, tal que el cuerpo toma forma.

Cuando uno "despierta", comienza el viaje de regreso o asciende y finalmente regresa a lo Divino.

El proceso de Despertar comienza a medida que la energía viaja por la columna vertebral. Cuando se puede encender las dos glándulas del tercer ojo: el despertar pituitario (horizontal) y el pineal (vertical) están cerca. Cuando se establece una carga entre los dos terceros ojos; uno se auto-realiza (reunido en lo Divino) y ya no está "separado".

1AAA (1era fuente /Dios)

1AA (Alma Pura)

1A (Alma Encarnada)

DAATH (Conocimiento) "chakra desconocido"

El viaje de regreso. A medida que uno avanza espiritualmente y recuerda, el cordón de la raíz se vuelve más grueso, ancho y más fuerte... es nuestro acceso directo a lo Divino y todo lo que es, fue y será. La evolución espiritual consiste en actualizar auténticamente la coherencia entre el cuerpo, la mente, las emociones, el espíritu y las acciones; solo esto puede volver a fortalecer el cordón de raíz "olvidado", el vínculo entre La Gota del Océano, el Alma y La Fuente, El Océano de TODO.

11 DAATH en la Kabbalah significa conocimiento. Daath es el centro oculto del abismo o chakra. Es el centro de la facultad mental concreta o adquisición de conocimiento. Controla y energiza la garganta, la laringe, la tráquea, la tiroides, la paratiroides y el sistema linfático (inmunitario).

Daath está conectado al chakra de la garganta (el centro de mayor creatividad) y Daath igual se conecta al chakra del sexo sacro (el centro de procreación o la creatividad inferior). Daath y el chakra del sexo (Yesod) trabajan en tándem. Tener un chakra sexual saludable es obligatorio para la transmutación de la energía. Uno no puede evolucionar sin él, es el bloque de construcción fundamental que nutre a los chakras superiores. A medida que la energía asciende a los reinos más sutiles donde las emociones altas ubicadas en los chakras superiores, la frecuencia de la energía es mucho más alta e intensa. El chakra sexual promueve la energía adicional necesaria, lo que le convierte en la fuente de poder y el sustento para la evolución espiritual personal. Daath también se entiende como el abismo del alma encarnada que estaba y está separada de su alma pura, la parte que desciende y encarna en la forma. Se le conoce como el abismo porque nos olvidamos y nos "perdemos" cada vez más en nuestros mayores vínculos con nuestro yo, los sentidos, la adquisición de conocimientos y el mundo material en el que vivimos. (O) Podemos ejercitar nuestra elección volviendo a recordar o reunirnos (mediante yoga), y volver a conectar al alma superior con el alma encarnada... mediante la activación de todos los chakras en armonía y ascendente de respaldo (3,2 y 1 y superior) al alma superior. DAATH ya no es el abismo, sino que se convierte en el *puente* para recordar y reunirnos con Dios/Fuente Superior.

Nota interesante acerca de *Kosher*: "LO QUE sale de la boca es más importante que lo que entra", como se menciona en la palabra *kosher*, que significa puro o limpio. Es de mayor importancia practicar pensamientos *kosher*, palabras *kosher* y acciones *kosher* en lugar de darle importancia al consumo de alimentos *kosher*.

Nota: "Con la Sabiduría (Chokmah) se construye una casa, con el Entendimiento (Binah) se establece, y con Conocimiento (Daath) las habitaciones se llenan." Proverbio 24: 3-4 Todos los chakras debajo de Daath están ligados al alma encarnada. Crédito: Choa Kok Sui.

SEPHIROTH 1-10

Refiera a la Kabbalah/diagrama de Sephiroh al inicio de esta sección.
Son tradiciones judías y agnósticas con una fuerte interpretación de oriente (similar a la tradición de chakras hindú y budista).

1 KETHER SEPHIRAH. Está ubicado en la corona de la cabeza, que es el centro de la Unidad. Este es punto de entrada de la raíz del árbol invertido en la materia o forma. Kether es el tercer ojo colocado verticalmente. El punto de entrada de la raíz de la energía divina a la forma humana en la glándula pineal. El alma superior está encarnada y el cuerpo es la manifestación. La glándula pineal es la *terminal* directa conocedora del alma superior, pero NO es el alma superior. La intuición superior es el conocimiento directo. El conocimiento directo es como tomar el cable USB de su computadora (glándula pineal) y enchufarlo en la Tarjeta Madre o la conciencia cósmica, en el momento que usted necesita esa información. Su cable USB está enchufado en el centro de la conciencia espiritual, unidad divina o conciencia cósmica. Es donde se ilumina la expansión total porque uno se ha realizado en la forma del cuerpo material. Usted es: "Soy lo que soy", no hay separación. Todo está conectado, porque está *enchufado* y tiene acceso instantáneo cuando necesita respuestas, orientación o cuando hay un deseo de *estar* con lo Divino.

2 CHOKMAH SEPHIRAH. Chokmah significa sabiduría en la Kabbalah. Este es el centro de la sabiduría y la intuición inferior. Chokmah es el tercer ojo, horizontalmente, entre las cejas y también está gobernado por la glándula pineal. En Chokmah, la glándula pineal está más conectada al cuerpo a través de la glándula pituitaria/glándula maestra a diferencia de Kether, donde está más conectada a la conciencia cósmica o *Tarjeta Madre*. Este tercer chakra del ojo energiza y controla la glándula pineal y el sistema nervioso, donde la raíz desciende más hacia la columna vertebral.

Chokmah controla el lado derecho del cerebro, que también controla el lado izquierdo del cuerpo. La intuición del Buda inferior (o conciencia cósmica) es conocer al ver con el ojo interno de la glándula pineal. Es percepción interna sin tener que usar la lógica o la razón. Es clarividencia a través de las visiones y el oído, pero no el conocimiento directo como Kether.

3 BINAH SEPHIRAH. Binah en Kabbalah significa comprensión. Es el centro de la comprensión, la voluntad y las habilidades abstractas y la alineación de la voluntad hacia Dios. Éste tercer ojo, entre cejas, controla y energiza la glándula pituitaria. La pituitaria es la glándula maestra por lo que afecta directa e indirectamente a todos los demás sistemas y órganos del cuerpo. Es el centro de la voluntad inteligente, que precede a la acción inteligente. No debe confundirse con la recopilación de conocimiento solo por sí mismo, que es estéril. Tanto la voluntad como la acción inteligente son necesarias, y juntas producen resultados al convertirse en inteligencia en movimiento. La voluntad inteligente también es importante porque es la capacidad de expresar el resumen, el concepto y/o el principio; poner en palabras la más alta sabiduría y hacer que la *palabra* o inteligencia esté disponible para otros. Crédito: Master Choa Kok Sui.

Nota: Chokmah y Binah funcionan mano a mano o en tándem, especialmente cuando la chispa o carga se enciende entre la glándula pineal y la glándula pituitaria. Esta carga crea acceso a lo Divino, fortaleciendo y uniendo la Raíz (descenso en la materia) a la Divinidad (asenso/reunión con Dios). Asenso y descenso ocurren en la médula espinal. Crédito: Master Choa Kok Sui.

4 CHESED SEPHIRAH. Chesed significa misericordia y bondad amorosa en la Kabbalah. El chakra del corazón (frente y parte posterior) son el centro del corazón emocional y fuerza de voluntad.

La parte frontal del corazón, controla y energiza a él mismo y la glándula del timo. La parte posterior del corazón se relaciona con el flujo de prana, afecta el sistema circulatorio, los pulmones y la glándula del timo (defensor del cuerpo). CHESED es el centro de emociones superiores: paz, compasión, alegría, gentileza, cuidado, paciencia, etc. Cuando el chakra del corazón está tan desarrollado como el chakra del plexo solar, existe un equilibrio entre el amor propio y el amor hacia los demás. También hay un equilibrio entre los aspectos materiales y espirituales de la vida. El amor a uno mismo debe ser lo primero, luego se conecta con el Kether Sephirah, el chakra del amor por todo lo que es o el amor universal. "Debes ver a tu Ser como digno antes de ver a otro como digno. Debes ver a tu Ser como bendecido antes de poder ver a otro como bendito. Primero debes conocer a tu Ser para ser santo antes de poder reconocer la santidad en otro". El Corazón también contiene la *Semilla del Alma* física. La semilla se va cuando se produce la muerte física. Crédito de la cita: Maestro Choa Kok Sui.

5 GEVURAH SEPHIRAH. Gevurah en la Kabbalah significa severidad, juicio y fortaleza. Este es el centro que sigue: 1. emociones altas inferiores/positivas: justicia, fuerza, perseverancia, voluntad, coraje y 2. el centro de las emociones bajas inferiores/negativas: ira, odio, destructividad, preocupación, tensión, agresividad, adicción y criticidad. El chakra del plexo solar (frente y parte posterior del cuerpo) es el centro de la emoción y la misma voluntad. El chakra Gevurah controla y energiza el diafragma, el páncreas, el hígado y el estómago. También energiza la "psicología" del intestino grueso y delgado, el apéndice, los pulmones, el corazón y las demás partes del cuerpo. La activación excesiva de las emociones inferiores afecta de manera directa y adversa a los chakras inferiores, creando un círculo vicioso que continuamente se reabastece de combustible. Gevurah es el lugar donde se ubica la voluntad inferior y también es donde se ubica la voluntad de las masas. Cuando uno toma la decisión de separar su voluntad de la voluntad de las masas, se alinea y tiene más acceso al uso de las emociones superiores (inferiores) del chakra Gevuruh. El acceso a estas emociones superiores-inferiores de este chakra es la base de las emociones que fortalecen el proceso evolutivo hacia la expansión o el florecimiento de las emociones superiores ubicadas en los chakras del corazón y más arriba. El acto de separar la voluntad es en realidad inteligencia en acción o movimiento y comienza una encrucijada crucial en la evolución espiritual. Este cambio de voluntad solidifica que se haya iniciado un viaje único en el interior y que la acción inteligente se active oficial y auténticamente. Esta es la única forma en que se puede activar, es el comienzo de una relación uno a uno con lo Divino. Aquí es donde la Primera Fuente/Dios/Consciencia Cósmica puede hablar y guiar a uno mismo directamente.

Nota: Chesed (4) representa y controla el hombro izquierdo y el brazo izquierdo. Y Gevurah (5) representa y controla el hombro derecho y el brazo derecho. Los brazos se utilizan para abrazar con amor a TODOS (4) o atacar con miedo o enojo (5) (y la mayoría de las personas son diestras). Chesed (amor y misericordia) y Gevuruh (severidad y justicia) deben ser equilibrados; son polos opuestos.
"Demasiada severidad y justicia se vuelve cruel y demasiada misericordia y amor en forma de tolerancia crea caos. Gevuruh en su extremo se manifiesta como un estado policial o totalitario donde hay miedo y falta de libertad. Este tipo de justicia debe equilibrarse con Chesed, donde la justicia es transformadora y terapéutica. Los legisladores y los políticos deben darse cuenta que la violación de las leyes suele ser causada por culturas estresadas y psicológicamente enfermas que mantienen a sus ciudadanos atados a un sistema injusto donde sus vidas y medios de vida se han reducido a niveles de supervivencia simples o inexistentes". Crédito: Master Choa Kok Sui.

Nota: Los cinco mejores opuestos de Sephirah son los siguientes: la virtud de Kether es buena voluntad; su opuesto es malicia y crueldad. La virtud de Chokmah es la sabiduría; su opuesto es tontería. Las virtudes de Binah y Daath son verdad; su opuesto es mentir. Las virtudes de Cheped son amor y bondad y su opuesto es odio. La virtud de Gevuruh es la justicia y su opuesto es la injusticia. Crédito: Master Choa Kok Sui.

6 TIPHARETH SEPHIRAH. Tiphareth significa belleza en la Kabbalah; este es el centro del instinto de conocer. Se localiza en el chakra del ombligo mismo que controla y energiza el intestino delgado, intestino grueso y el apéndice. También controla y regula el chakra base Malkuth, centro de acciones. CHI no debe confundirse con el prana, que es la energía de la *vidatron*. CHI (según se entiende) tiene que ver con todas las formas de energía: 1. La comida, la calidad de la misma está directamente relacionada con su vitalidad que proviene de la Tierra, 2. una vitalidad emocional del entorno (de apoyo o destructiva), 3. la vitalidad de uno en el compromiso de servir a la vida (esfuerzos para reconectarse dentro de uno espiritualmente en servicio de si mismo y en servicio de los demás) 4. la vitalidad y la capacidad de uno para conectarse en el amor y el conocimiento intuitivo, 5. por último, la capacidad de "des-conectarse" de los sentidos en la meditación para restaurar y conectarse dentro de uno mismo y lo Divino.

Todos estos juntos con el prana afectan la cantidad y la fuerza vital (del prana). Esto es lo que le hace vivir y le conduce a USTED; es su CHI. Todas las energías se combinan (del uno al cinco). Lo que piensa, hace y también su intención influye en la vitalidad y calidad general de CHI. Conectarse con el CHI de uno y fortalecerlo, permite un mejor flujo, una mejor salud en general y en todos los aspectos del ser. El CHI de uno es la *bóveda divina* para todo y lo más importante para nuestra evolución espiritual.

Nota: "Los buenos pensamientos corresponden a Binah Sephirah. El buen corazón corresponde a Daath, el chakra de la garganta. Buena voluntad para el chakra del plexo solar. Las buenas acciones corresponden al Gevurah Sephirah del chakra del ombligo. El Tiphareth Sephirah es una combinación de todos estos chakras: los buenos pensamientos, las buenas palabras, el buen corazón y el bien manifestarán buenas acciones en la Tierra". En otras palabras, así es como creamos *la Tierra como en el Cielo*. Crédito de la frase: Maestro Choa Kok Sui.

7 NETZACH SEPHIRAH. Netzach significa victoria y poder en la Kabbalah. Su centro es en el bazo, la fuente del poder y la energía vital (prana). Netzach afecta directamente nuestro sentido real de éxito y victoria. El bazo convierte y distribuye el prana blanco (fuerza vital original) en todos los colores para todos los chakras del cuerpo. El chakra del bazo, en la parte anterior y posterior del cuerpo, tiene las mismas funciones que el bazo físico que actúa como un filtro para purificar la sangre, lo que también mejora el sistema inmunológico. Purifica la sangre reciclando los glóbulos rojos viejos y descartando los inutilizables y dañados. También es el lugar de almacenamiento de los glóbulos blancos, quienes producen anticuerpos que destruyen los patógenos. El chakra del bazo tiene otras dos responsabilidades: energiza y controla directamente el bazo físico y afecta la cantidad, calidad y distribución del prana en todo el cuerpo. El éxito del bazo afecta la salud (victoria) sobre todo del cuerpo. El chakra de Netzach está estrechamente relacionado con el chakra del ombligo y pueden trabajar juntos optimizando las funciones de los demás al curar, purificar y aumentar el flujo de energía de los demás. Se puede deducir la importancia o "victoria" de un bazo altamente funcional que no solo filtra y purifica la sangre, sino que puede 1) contribuir a la cantidad de prana capaz de entrar al cuerpo y 2) distribuir ese prana a todas las partes del cuerpo incluyendo los campos etéricos. La victoria del bazo se puede incrementar considerablemente mediante la práctica de la meditación, el dominio propio de la emociones inferiores y dietas que no agoten el bazo en exceso. Esto establece períodos de descanso y ayuno donde el bazo puede usar su energía aumentando y distribuyendo prana de manera más eficiente en todo el cuerpo. Los chakras 6 y 7 funcionan juntos y se regulan entre sí.

8 HOD SEPHIRAH. Hod significa gloria en la Kabbalah. Este centro está regido por el chakra Meng Mein (que significa "puerta de la vida" en chino), controla y energiza los riñones, las glándulas suprarrenales y la presión arterial. Está ubicado en la parte posterior del ombligo. El chakra Hod sirve como estación de bombeo o elevador en la parte inferior de la columna vertebral y mueve la energía del prana hacia arriba a los chakras superiores. Hod tiene el poder de transmutar energía inferior (de plomo) en energía dorada. Hay tres centros alquímicos importantes correspondientes a las tres zonas físicas del cuerpo humano donde Hod o la gloria se pueden transmutar de plomo a oro. El primero es el meng mein chakra, es el centro alquímico etérico donde Hod puede transmutar en gloria. El segundo es el chakra del corazón de la espalda, es el centro alquímico emocional en que las emociones pueden transmutarse en Hod o gloria. El tercero es el chakra de la corona, es el centro alquímico espiritual donde las energías espirituales pueden transmutarse en Hod o gloria. Este es el verdadero significado y secreto de la alquimia interna. Esta transmutación comienza con uno mismo, procede y se expande para incluir a la familia, las comunidades y las naciones. Una de las emociones más importantes de este chakra es el perdón. El acto de perdonar alienta tanto la curación física como la interna. El acto de perdonarnos a nosotros mismos por nuestros propios errores allana el camino para que podamos perdonar a los demás por los suyos.

Gloria también significa equilibrar Netzach y Hod. Transformar y transmutar nuestras energías inferiores en un nivel personal nos permite hacerlo también a nivel comunitario. Cuando muchos individuos se alinean y establecen una paz interior, existe una mayor probabilidad y potencial de establecer la paz dentro de las comunidades; desde las comunidades a las naciones. La paz interior crea un espacio donde hay más opciones disponibles para resolver problemas. Esto es especialmente útil cuando surgen situaciones potencialmente volátiles. La paz y la comunicación auténtica establecidas dentro, aumentan el potencial para practicar la comprensión y la compasión. Estas son herramientas emocionales más avanzadas que pueden ayudar a aliviar cualquier conflicto. Aprender a negociar y comprometerse, así como practicar el perdón, son formas en que la inteligencia en movimiento puede manifestarse: dentro de uno mismo, dentro de una comunidad, dentro de una nación y entre naciones. La otra opción como dijo Gandhi es: "Ojo por ojo dejará ciego al mundo entero". El primer par de opuestos polares complementarios son Kether y Yesod que representan la salud, el equilibrio y la transmutación de las energías espirituales y sexuales. Crédito: Master Choa Kok Sui.

Nota: Netzach (7) pierna izquierda y cadera, Hod (8) pierna derecha y cadera; las caderas y las piernas corresponden a un soporte energético, físico y etéreo para la parte superior del cuerpo.

9 YESOD SEPHIRAH. Yesod significa fundamento en la Kabbalah. El chakra sagrado del sexo controla y energiza los órganos reproductivos en el área púbica de la forma humana. Yesod controla y energiza los ovarios en las mujeres, los testículos y las glándulas prostáticas en los hombres. También controla y energiza la uretra, la vejiga, las piernas y los pies tanto para hombres como para mujeres. Este sephirah está estrechamente relacionado con (11) DAATH, la garganta, chakra de mayor creatividad. Están fuertemente vinculados enérgicamente y operan en tándem. La energía sexual transmutada es primordial en la evolución espiritual de uno. Por lo tanto, los pensamientos, las palabras y las acciones de uno sobre la forma humana (masculina y femenina) y relaciones sexuales deben abordarse, resolverse para permitir que la energía prana y kundalini se eleve, despierte y transforme los chakras superiores. Solo una actitud *saludable* hacia el sexo y su energía puede subir para transformar y despertar entre sí, todos los chakras superiores en amor y energía espiritual. *Lo saludable* puede ser visto como: la unión física es un acto natural que implica el amor mutuo, el respeto y el reconocimiento de la divinidad dentro de uno mismo y su pareja. Esta es una breve descripción de un estado ideal del ser. Cuando se llega a la proximidad de este estado o se lucha por él, algunas personas tomarán la decisión consciente de explorar más de su naturaleza *espiritual*.

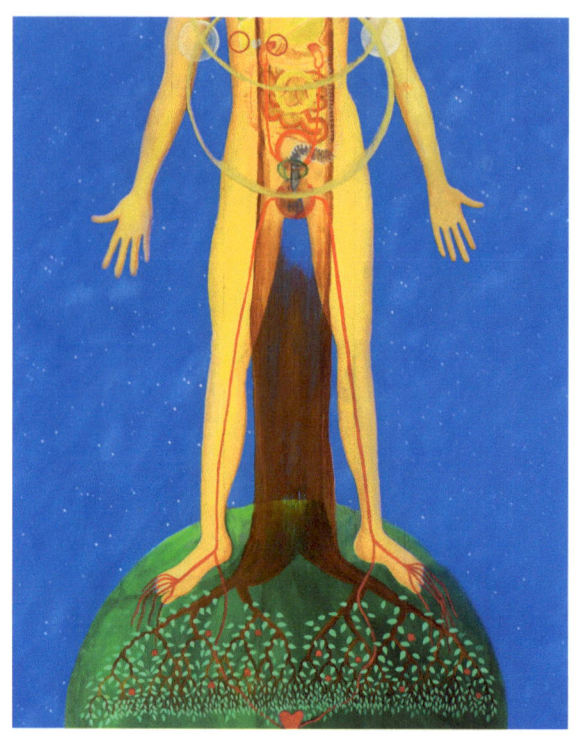

Tomarán conscientemente la decisión de transformar sus energías de procreación y/o (hacer el amor) en energías de creatividad superior de su desarrollo espiritual. En contraste, una visión poco saludable hacia el sexo no transmuta ni permite que la energía suba hacia los chakras superiores. En cambio, generalmente permanece atrapado en los chakras inferiores. Cuando esto sucede, se arriesga a adoptar comportamientos adictivos y agresivos que pueden quedar atrapados y reciclados en los chakras inferiores. El uso excesivo de las energías sexuales se reduce y disminuye la posibilidad de transmutación de energía del chakra de Yesod a su *primer polo opuesto* al chakra de la coronilla, KETHER.

Figura 1. El chakra base incluye las espinillas, piernas, pies y las glándulas renales.

10 MALKUTH SEPHIRAH. Malkuth significa reino en la Kabbalah. Es el chakra base ubicado en la parte posterior de la base de la columna vertebral o el área del cóccix. Las piernas y los pies son extensiones del chakra base. La auto-conservación y el instinto de supervivencia que involucra directamente a las glándulas suprarrenales también forman parte del chakra base. La capacidad de uno para trabajar y la elección de carrera, el éxito o la falta de ella también está asociada con el chakra base. Este chakra energiza la médula ósea, la sangre, los músculos (el corazón, uno de los principales) y los sistemas esqueléticos, por lo tanto, todo el cuerpo. El chakra base es una raíz que se asienta como un "cimiento". Un *cimiento* sano produce un tronco de árbol fuerte y uno débil lo contrario. La energía kundalini (además de su CHI) son energías cósmicas primarias *enrolladas* (madre), ubicadas en la base de la columna vertebral. Muchas personas no se dan cuenta de que tienen este tipo de energía y ha sido representada por civilizaciones antiguas como la serpiente enrollada. Cuando se despierta, viaja por la columna vertebral despertando rasgos buenos y malos por igual. Aquí es donde residen el trabajo y los desafíos espirituales. *El segundo polo opuesto* de Malkuth es KETHER. Estos polares opuestos complementarios implican la importancia de la salud, el equilibrio y la transmutación de los mundos materiales y espirituales de uno. Esto se logra mediante el kundalini en la columna vertebral ascendente, mientras que al mismo tiempo permite que el Espíritu Divino o Santo descienda a la columna vertebral. Esta acción está relacionada con la siguiente interpretación "Cielo en la Tierra": Cielo, que es Divino... en la Tierra, que es manifestación divina. Cada persona, en su camino respectivo y único, asume la responsabilidad de sus propios pensamientos, palabras y acciones. Nuestras palabras, pensamientos y acciones son nuestros respectivos "árboles manifestados" que energéticamente producimos y dejamos para la Tierra. Algunos tendrán árboles sanos que son fuertes, pueden proporcionar y producir frutos, en cambio otros contribuirán de otras maneras al proporcionar sombra, etc. Nosotros, los niños, podemos crear conjuntamente, mediante acciones correctas, el Cielo, espiritualizando el mundo material con nuestro despertar único y yo evolucionado que puede abrazar a la Madre y al Padre. Cuando la energía kundalini (energía primaria/madre/magnética) y prana (fuerza vital/aliento/padre/eléctrico) y nuestras propias energías exclusivas de CHI están todas conectadas y operando dentro de uno mismo y dentro de muchas personas respectivamente, entonces esto se reflejará y manifestará, en el mundo... como en la gloria!

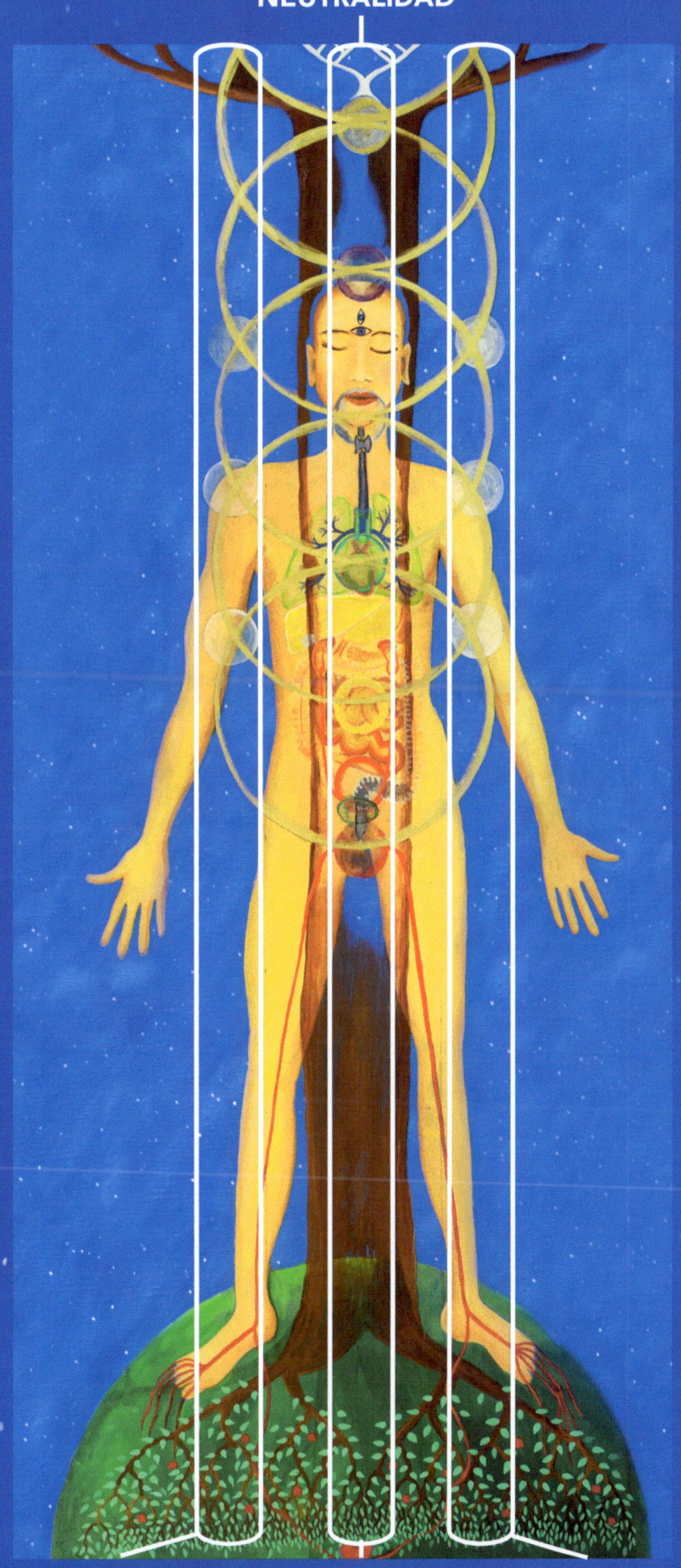

LOS TRES PILARES DE LA VIDA con el cubo Metatrón y los Sólidos Platónicos

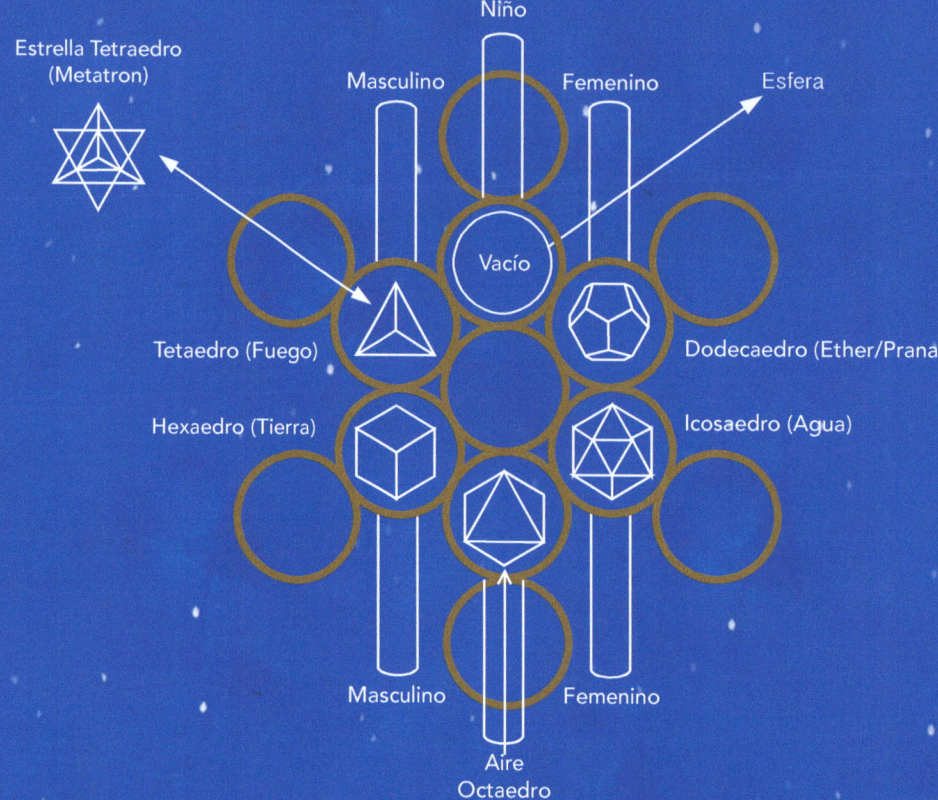

Pilar de la Vida explicado con el Árbol Invertido de la Vida. (tome como referencia el diagrama acerca de la Kabbalah al inicio de esta sección). Una de las principales premisas del Árbol de la Vida Invertido es la inclusión y la posición de la Raíz. La Raíz desciende del Vacío o Dios (océano) porque ha decidido separarse, como "una gota del océano" y convertirse en un alma. El alma pura luego desciende más profundo en la materia al encarnar a *su ser*. Esta alma encarnada (yo superior) está representada por la esfera de oro debajo de la raíz. Entre la esfera dorada y la esfera violeta existen los campos áuricos de planos sutiles con energías de luz que le ayudan a ser USTED. La raíz sigue descendiendo hasta la esfera violeta (que se está encarnando) a medida que continúa descendiendo hacia el chakra coronario o Kether (en la Kabbalah) hacia la glándula pineal (el tercer ojo vertical). Todo el camino hasta el chakra base de la forma humana.

Nuestro camino de regreso al Vacío/Dios/Primera Fuente, es el reverso que el Árbol de la Vida Invertido expresa, es la única forma de regresar. El viaje de regreso implica la ascensión o el aumento de nuestras energías (kundalini, CHI y prana) a través de la columna vertebral a la glándula pineal, a la esfera de oro del alma encarnada, continuando hasta el Alma pura o *la gota del océano* fusionándose con La raíz, el origen o el Océano de Todo lo que es. Este es el viaje de ida y vuelta del alma encarnada y una de las premisas principales del Pilar de la Vida.

La premisa del Pilar de la Vida es la función de los pilares respectivos: pilar de la severidad, el pilar del balance y el pilar de la misericordia. Estos pilares representan la naturaleza de este reino 3D, que es la polaridad y todos los estados entre los dos pilares extremos. Nuestra tarea, cuando decidimos comenzar nuestros respectivos viajes, es regresar al punto de origen. HACEMOS esto cuando hemos encontrado equilibrio o ecuanimidad entre los dos pilares a través del dominio de nuestro cuerpo, mente y emociones. Estamos comprometidos en un proceso de recordar, despertar y descubrir quiénes somos realmente. Eventualmente llegaremos a nuestro destino con la inocencia niños (pilar central) equilibrados y con alegría. Esta realización es la reconexión a nuestro ya perfecto YO, que es la gota de océano (alma pura) que regresa y se vuelve a fusionar con el Todo (Océano), Dios/ Primera Fuente. "YO" se fusiona y es y siempre HEMOS/SIDO/TODO.

ÁRBOL DE LA VIDA INVERTIDO

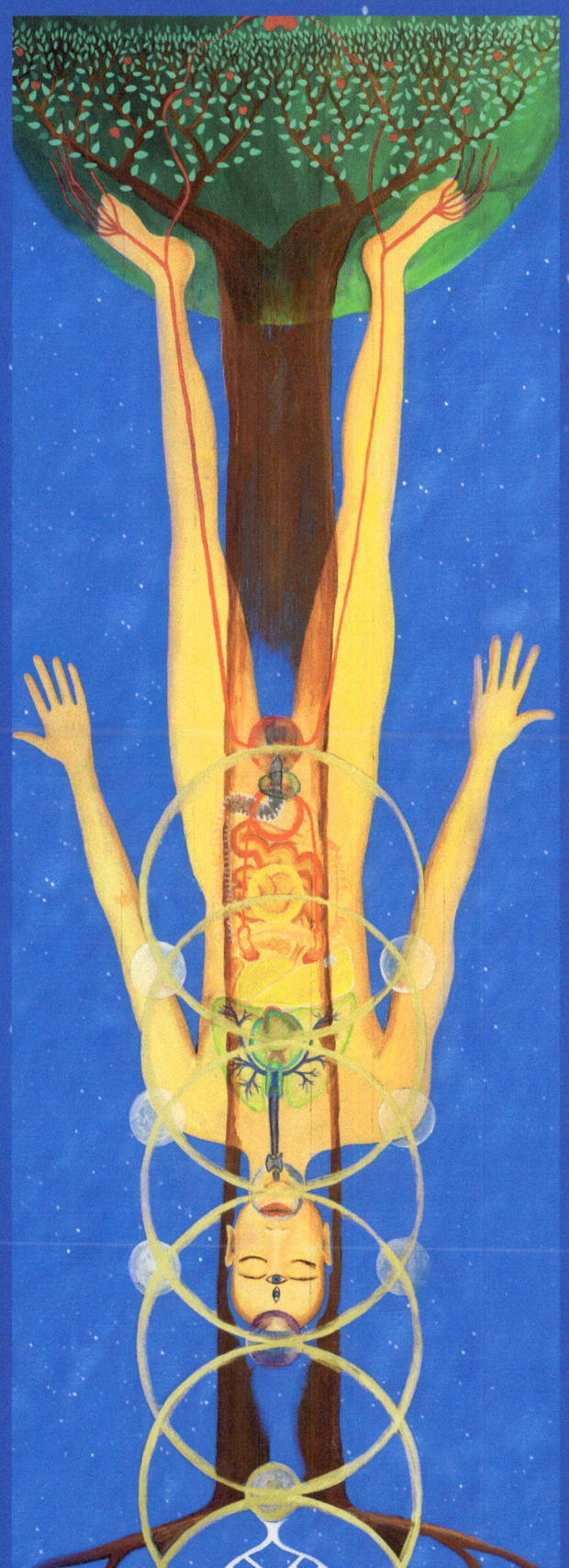
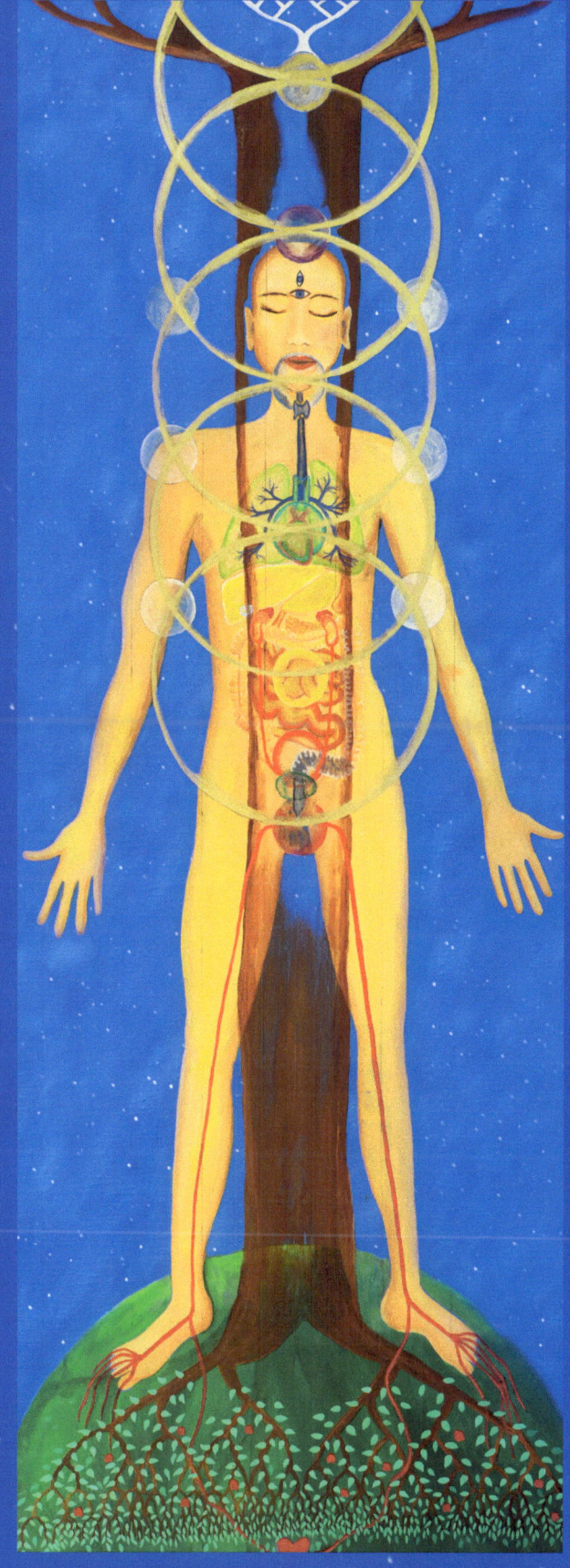

Nota: La posición vertical de la forma humana es donde la Raíz de Dios desciende en la cabeza, que da vida a la forma. La manera como elegimos vivir y lo que hacemos con esta *vida*, ya sea contribuyendo con más vida o nos quita vida en el planeta. ¿Qué árbol eres?

Importancia del Árbol de la Vida Invertido
su conexión con la Kabbalah y los 13 Sephiroth
(Existen referencias similares al Árbol de la Vida en muchas culturas y tradiciones espirituales alrededor del mundo).

El árbol de la vida invertido y la Kabbalah mejoran la perspectiva, las posiciones de los demás en los reinos superiores y el descenso del alma a la forma o materia. Las conexiones a lo Divino, así como la conexión a la Tierra están incluidas en ambos. Pero en la Kabbalah y sus 13 Sephiroth, el énfasis parece estar más en establecer una reconexión con la Raíz Divina al llevarlo a la manifestación/materia. La raíz es *vivificante*, permitiendo que la forma viva literalmente a medida que desciende a la forma humana. La muerte ocurre cuando se corta la conexión raíz que da *vida*. ¿Cómo podemos y cómo podríamos ignorar esta conexión básica?

El otro énfasis del árbol invertido de la vida parece estar más en la capacidad de uno de *aterrizar* todo lo que la Kabbalah y los 13 Sephiroth enseñan, que es básicamente inteligencia y amor en movimiento. Cuando podemos derribar la divinidad a la Tierra, es porque nos hemos dado cuenta de nuestro verdadero yo y, como resultado de esa realización, hemos "espiritualizado" todo lo que hacemos en la Tierra.

El éxito, la victoria o la gloria están representados por la capacidad de cada *árbol* o alma anclada en la Tierra lo que ha manifestado, dejado o contribuido a ella. La plenitud, la belleza y el fruto de nuestro árbol dependen de las decisiones tomadas y los efectos de esas elecciones. Lo que se manifestó es un resultado directo de esas elecciones, lo que dejaron atrás en la Tierra y en los campos áuricos de ella fue y son nuestras responsabilidades individuales y colectivas.

El "Cielo en la Tierra" puede ser realizado por nuestras intenciones individuales/colectivas y el compromiso de volver a conectar con la RAÍZ y derrocar o manifestar lo Divino. Son nuestras elecciones y voluntades libres conjuntas las que crean el cielo o el infierno. Cada uno de nosotros es un árbol que contribuye individual y colectivamente. Lo que contribuimos se refleja directamente en nosotros, es lo que vemos en los demás, en nuestro mundo... y cada uno de nosotros es responsable de la versión de lo que vemos y experimentamos.

Lo que TODO Significa...
es invitar a lo Divino a vivir dentro de usted como USTED.

En mi humilde opinión, escribir este libro me ha llevado a una visión panorámica más amplia del tiempo: pasado, presente y futuro. Se ha expandido un significado más profundo y una imagen de ustedes, yo, nosotros y ellos. Ha aumentado mi alcance de responsabilidad que comienza esencial y físicamente con uno mismo, se extiende a la familia, a la comunidad y al planeta en general. Ha cambiado mi visión de nuestra historia planetaria reciente desde la última edad de hielo, hace aproximadamente entre diez y trece mil años. El hombre y nuestras civilizaciones co-creadas se basaron y se basan principalmente en el mundo material. Esta relación material solo incluye el cuerpo y la mente. Vergonzosamente, el desarrollo emocional y espiritual del yo carece y, en muchos casos, se elimina o es poco evidente, especialmente en nuestras instituciones, religiones y culturas. Nuestras sociedades básicamente solo caminan sobre una pierna de mente/cuerpo y la otra pierna ha sido sustituida por una muleta. Esta muleta realmente no puede y no sirve en absoluto. Nos hemos vuelto delirantes pensando que cojear con una muleta es caminar. Pero no estamos caminando, ni esquivando, saltando, corriendo o incluso volando. Estamos confundidos e ignorantes al sentir que este método roto de sobrevivir está prosperando. Llegamos a este mundo ya discapacitados por la limitación de tener acceso solo al diez o veinte por ciento de nuestra capacidad cerebral. Lo mismo existe para la activación de nuestro ADN. Además de este déficit, venimos con una *deuda kármica* o *pecado original*, basado en el pasado que no recordamos. Es cada vez más desalentador, cuando nos damos cuenta de que la mayoría de nosotros regresamos aquí una y otra vez sin NINGUNA MEMORIA.

Históricamente, nuestras propias instituciones han destruido, quemado, encerrado y/o negado el acceso a la información que nuestros ancestros nos han dejado. Por estas razones mencionadas, estoy convencida de que no solo estamos reencarnados, sino también almas recicladas y atrapadas. Los "caminos" delirantes continuos nunca nos llevan a la liberación, sino a un abismo de olvido. ¿Por qué? Podemos atascarnos en responder a esa pregunta aparentemente para siempre. Prefiero y he aprendido por esta experiencia, que solo darme cuenta de estos hechos, ha sido suficiente para motivarme a profundizar en cómo podemos alterar y eventualmente terminar este ciclo.

Las herramientas en este libro proporcionan algunas maneras de salir. AA (Alcohólicos Anónimos) y muchos grupos e instituciones de autoayuda ofrecen otras formas. Todos juntos, siempre hay una variedad de opciones que nos llevan al interior. La profundidad a la que viajamos variará. La voluntad y el deseo de recorrer la distancia, asumir y reanudar para hacer cualquier cosa, siguen siendo la elección y la responsabilidad de cada persona. Estos métodos, con la meditación o sentarse en el silencio para calmar su propia mente y corazón, junto con la práctica de ser el observador y estar en el momento (momento a momento); son formas en que las herramientas pueden aflojar el agarre y liberarnos del abismo del pantano de la conversación mental, el drama personal y cultural.

Cuando descubrimos y nos atrevemos a recorrer la distancia, hay regalos en el camino, pero solo cuando estamos lo suficientemente presentes como para verlos y sentirlos. Eventualmente, se creará un espacio donde, individual y colectivamente, conectaremos el tiempo: pasado, presente y futuro. Todos veremos el tiempo como una sola vez. Nos daremos cuenta de que nunca estuvimos separados, sino siempre conectados. Para "desempeñar" bien los roles, tuvimos que CREER en nuestra separación (yo/él/ella/ellos/mio). Esto despertará una y otra realización. Nos daremos cuenta de que éramos el hombre negro y el hombre blanco, la rata y el elefante, un delfín y una estrella de mar, un israelí y un palestino, un Hitler y un Gandhi. Todos jugamos al pecador y al salvador por igual, al humilde maestro gurú y al engañoso sacerdote. Todos robamos, mentimos y engañamos a nuestros vecinos. Todos participamos en crímenes contra la humanidad y nuestra Madre Tierra. Todos éramos mujeres, hombres y niños, amados y no amados. Todos hemos sido salvados y todos rescatados. Todos éramos guerreros para mal y para bien. El péndulo se ha movido de lo bueno, y de vuelta a lo malo... de aquí para allá en innumerables ocasiones. Si tan solo pudiéramos recordar. Si tan solo pudiéramos recordar nuestra sabiduría y necedad. Entonces, instantáneamente nos veríamos a nosotros mismos como divinos y conectados. Detendría instantáneamente esta película de ego lleno de desconexión y miedo impulsados. ¡El amor se precipitaría y alegremente difundiría sus maravillas por todas partes!

El lenguaje y la ilusión de la separación

El lenguaje puede ser complicado, especialmente los pronombres, que por su naturaleza dividen y distinguen. El uso repetido de estas palabras lanza un hechizo energético, que solidifica el paradigma de separación. Este paradigma contribuye a la solidificación de la soledad. El uso excesivo de yo/él/ella/ellos/mio y ellos, valida el paradigma de separación y promueve un estado perpetuo de percepción de no-unificación. Cuando podamos enérgicamente e intencionalmente reemplazar yo/él/ella/ellos con nosotros y nuestro; estamos rompiendo el paradigma de la separación. La separación fue y se mantiene unida por nuestras creencias y percepciones colectivas, que se basan en la ilusión de manifestación física de yo/él/ella/etc.

No estamos considerando que más allá de la manifestación, existen campos energéticos que incluyen pensamientos e ideas que parecen independientes. Pero estos campos existen en el mundo etérico, y no están separados del mundo físico. En realidad son planos que ayudan a formar el mundo físico; El pensamiento precede a la manifestación. Cualquier mundo que exista es una validación de esa conexión. El universo en realidad no puede y no computa la desconexión. Solo ve Uno o Todo. Cuanto más podamos ser y actuar desde la premisa del Todo, más compasión y empatía se pueden reflejar en el mundo. No hay separación entre los demás y yo, no computa. Estamos. Solo hay Unicidad.

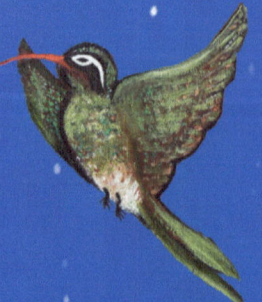

Parte 6: Adición a GUAU del Corazón

VerMás y Matisse tienen algo que agregar al libro "GUAU del Corazón". Estas son más prácticas que te ayudarán a desarrollar tu tiempo meditativo o contemplativo en silencio.

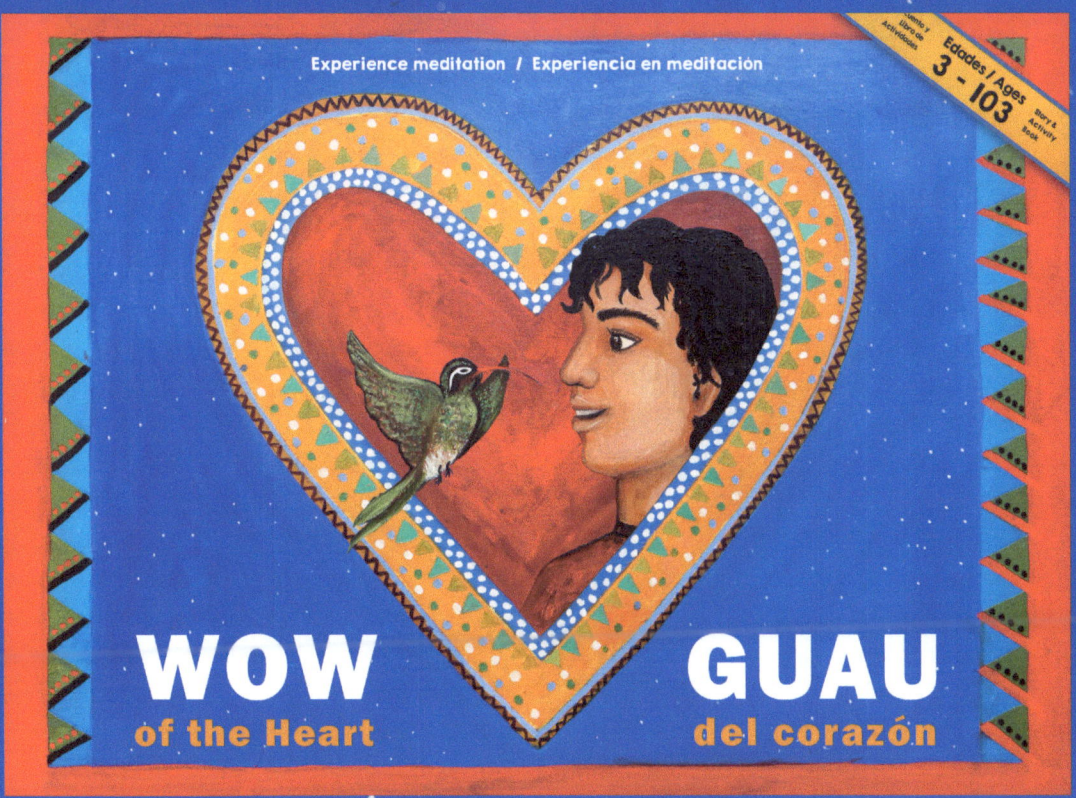

Prácticas para hacer junto con la Meditación

Las prácticas incluidas en esta sección acompañan y refuerzan los esfuerzos formales para meditar. Elija primero la práctica que sea más fácil para usted y agregue otras a medida que progrece.

Practique la presencia. Deténgase periódicamente a lo largo de sus rutinas diarias y nocturnas y observe. Vaya más allá de los ruidos y cosas obvias frente a usted y preste atención y ESCUCHE los latidos más sutiles de la vida: el latido de su corazón, su aliento, la brisa en los árboles, una llamada de un pájaro en la distancia, un recuerdo amoroso… finalice estos "momentos de presencia en gratitud y aprecio."

Practique la verdad. Podemos practicar la verdad observando y mirando lo que vamos a decir. Si lo que va a decir no es verdad, practique abstenerse de decirlo. Comience con pequeñas no verdades y siga subiendo… la disciplina de abordar las mentiras más pequeñas allanará un camino más fácil hacia la vida más en verdad. La verdad está detrás del significado original de la palabra kosher. La verdad es la esencia de la palabra kosher, en la intención y en la acción, y tiene el valor más alto. Es valiosa, no solo por parte de la persona que la habla, sino que la verdad tiene una repercusión en la comunidad y el mundo. Estas intenciones y acciones promueven un paradigma más veraz.

Identificando hábitos y adicciones y cómo superarlas. Los hábitos esclavizan el cuerpo y la mente a acciones repetitivas. Cuando estas acciones repetitivas se realizan sin pensamiento y sin conciencia, se convierten en un hábito o una adicción. Estas acciones son "el hábito" que ahora es automático. Hay hábitos que generalmente no son deseables. Los chismes, la intimidación, el exceso de comida, la bebida, el fumar, el abuso de drogas y los apegos excesivos a la electrónica y las redes sociales son algunos hábitos/adicciones que pueden tomar control de usted, en lugar de que usted tenga control sobre ellos. Volverse más consciente de uno mismo cuando el hábito comienza a surgir es el primer paso para superar un hábito potencialmente malo; Ayude a detener la respuesta automática sin pensamiento. En nuestras sociedades culturales actuales, nos hemos aislado y nos hemos retirado a nuestros respectivos mundos. Este aislamiento es mucho peor para aquellos que han sufrido traumas, abusos en la infancia y proporciona las condiciones perfectas para que se desarrollen los hábitos y las adicciones. La posibilidad de que ocurra este escenario se reduce cuando el trauma, su entorno y los sentimientos subyacentes de aislamiento, abandono y abuso se tratan directamente. Sumergirse en el Ser e investigar los sentimientos asociados subyacentes es la única salida. Las adicciones y los hábitos también son una salida, pero nunca abordan los problemas que los impulsan hacia el comportamiento adictivo. Elegir entrar y abordar esas emociones sutiles subyacentes, en realidad está desarrollando un nuevo hábito o habilidad de afrontamiento que puede combatir directamente un viejo mal hábito o adicción. Comprender POR QUÉ y también cómo se desarrollaron los hábitos puede llevarnos a pistas para superarlos y la disciplina que sigue refuerza ese autodescubrimiento. Estas son algunas de las formas en que podemos empoderarnos y ayudarnos a recuperar el control sobre nuestras vidas. Estas acciones de sanación nos integrarán primero cuando nos enfoquemos en nuestro Ser y en la Naturaleza que nos sacarán del aislamiento. A medida que nos volvemos más saludables, nuestra base para establecer mejores relaciones con los demás será más exitosa.

Hay muchos grupos de autoayuda que pueden apoyarle a superar hábitos y adicciones. Estos grupos se especializan y se enfocan específicamente para ayudar a identificar, comprender y superar hábitos/adicciones. Estas son herramientas importantes que pueden conducir a la libertad de los comportamientos automáticos. Un mundo sin hábitos negativos y adicciones es liberador. Esto provee y puede crear un espacio donde los sueños y las aspiraciones de uno pueden realizarse.

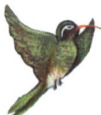 **Preste atención a las dietas**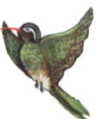

Preste atención a la calidad y cantidad de alimentos y bebidas que consume. Muévase en la dirección de consumir más agua y alimentos frescos antes de "renunciar" a algo... de esta manera lo hace más fácil porque más agua y más alimentos frescos de forma natural usualmente eliminan el deseo de cosas que no son tan buenas para nosotros.

Preste atención a su *dieta mediática*. Tenga en cuenta la calidad de los libros que lee, las películas que mira y el tiempo de internet/redes sociales que pasa. Elija temas que sean más inspiradores y que validen su PODER.

Preste atención al contenido de los sueños diurnos y al pensamiento de la *charla mental*: Controle el contenido de su dieta de sueños diurnos y *palabrería mental*... si no le dan poder, comience una lista de sueños u objetivos deseables y sueñe con manifestarlos. Tiene la opción de elegir pensamientos más valiosos que le mejoren a usted mismo, a la familia y a la comunidad.

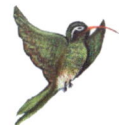 ## Meditación y ecuanimidad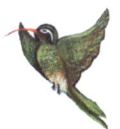

Tenga en cuenta que la acción de meditar es una acción para re-alinear nuestro ser con nuestro Ser superior. El camino se vuelve más fácil si nuestras acciones están alineadas con nuestra práctica meditativa y cuando todos los aspectos del yo (el cuerpo, la mente, las emociones y el espíritu) se mueven en la misma dirección. Lo que alenta nuestro progreso son los conflictos que surgen entre los diferentes aspectos de nuestro yo. Además, los "dos pasos hacia adelante y tres pasos hacia atrás" son otra cosa que puede retardar nuestro progreso y nos mantiene frustrados. Nunca terminará hasta que tomemos la responsabilidad y la detengamos. Una vez que tomamos la decisión de "salvarnos" a nosotros mismos primero, estas nuevas acciones cultivarán nuestra confianza y nuestra capacidad para cambiar auténticamente, en lugar de cambios a medias o incompletos. Este es el único poder que realmente tenemos. La naturaleza de este paradigma dualista no desaparecerá, pero cambiar nuestras vibraciones inferiores a vibraciones más elevadas cambiará el paradigma. Estos cambios en el ser colectivo minimizarán los "efectos" del "péndulo" y nos cambiarán a un estado que resuene más en ecuanimidad. Esta ecuanimidad es nuestra salvación personal y colectiva, ya que nos hemos empoderado a nosotros mismos y ya no estamos vibrando y resonando con "el balanceo" del péndulo del dualismo.

Empoderarse a usted mismo, salvándole mediante el autodominio de sus hábitos corporales y mentales, vivirá a través de las emociones superiores del espíritu. Conecte las cuatro partes de usted y conviértase en el USTED... lo Divino que existe dentro de usted.

  Mensaje de la autora a los jóvenes

Este libro no debe entenderse en una lectura ni en dos o tres... recuerda que es un libro de referencia al que puedes acudir a medida que creces y maduras en cuerpo, mente, emociones y espíritu. El aprendizaje es una acción espiral. Aprender no es una acción lineal. Es decir que mientras "aprendemos" algo, tendremos experiencias que ayudarán a que ese conocimiento sea más real. En otras palabras, el conocimiento se volverá más cierto porque de alguna manera la(s) experiencia(s) que tuviste, tengas o tendrás, validarán la sensación de lo que se aprendió. Es un proceso fascinante porque muchas veces no aprendemos: a, luego b, luego c, luego d... etc. (aprendizaje lineal). Aprendemos en espiral: a, luego c, luego d, luego e, luego b, y algunas veces z... ¡lleva tiempo! En el aprendizaje en espiral, tendrás momentos en los que una parte de la información hará que todos los piezas se unan en un momento, hagan "clic" y digan: "AHORA lo entiendo". Esos son momentos "AH HA" y son maravillosos! Así que no seas duro contigo mismo... siempre diviértete aprendiendo y recuerda que es un proceso continuo. Y, por último, cuestionar muchas cosas... incluso este libro. Busca, encuentra y valida tus propias respuestas y asegúrate de que sean genuinas... puedes sentir la verdad.

Recuerda estar ABIERTO a otras formas de pensar y de ser, y SIEMPRE usa tu imaginación... ¡el lugar y la fuente de soluciones e ideas genuinas!

¿Recuerdas a Einstein? Él dice "No puedes resolver un problema en el mismo nivel de pensamiento en el que se creó". Por lo tanto, las respuestas genuinas exigen nuestra capacidad de usar nuestra imaginación, de atrevernos y de ir más allá del mismo nivel de un obstáculo. Debemos enfrentar el desafío e ir a los niveles que están llenos de posibilidades, donde realmente podemos crear, co-crear y resolver nuestros dilemas haciendo nuestro mundo más maravilloso para TODOS.

Bibliografía.

Influencias combinadas y estudio de la vida de los siguientes libros.

Libros/videos/películas

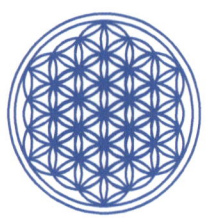

Anatomía

Leonardo DaVinci Esbozos y dibujos por Frank Zöllner.
El libro de colorear de anatomía (The Anatomy Coloring Book) por Wynn Kapit y Lawrence M. Elson
La sabiduría del cuerpo de la mujer (Women's Bodies Women's Wisdom) por Christiane Northrup M.D.

Corazón

- Dr. Carson Wells : cardiólogo líder del mundo, varias entrevistas en You Tube/History Channel
- Frank Chester y sus estudios sobre el corazón. Su sitio web y las conferencias de YouTube.

　　- https://youtu.be/1bKJVeIIddU Frank Chester Lecture Sausalito CA 2007 forma (sólida) cambia el vórtice (en agua) a doble vórtice (hélice como el ADN). Algunas formas implosionan el agua. Empieza a las 1:20 para el corazón.
　　- https://youtu.be/ql9kh7L91eg Frank Chester Lecture Seattle septiembre de 2012 inicio 1:08 (La geometría de dos conos proyectada del corazón de las capas en ángulo en movimiento crea otras formas de triángulos a cuadrados y de cuadrados a triángulos).
　　- Frank Chester de Green Meadow Waldorf School Heart Series de conferencias 10/2009 Del corazón al cáliz/campana explicada especialmente la parte 4:
Frank Chester de conferencia de Green Meadow Waldorf School Heart Lecture Series 10/2009 Heart to Chalice/Bell explicado especialmente en la parte 4:
　　　　parte 1 comienza en el minuto 2:30 https://youtu.be/eW_URLqFDHs
　　　　parte 3 https://youtu.be/LcTiNdKlATU
　　　　parte 4 https://youtu.be/egtC8OfDk7I (Las formas geométricas del corazón...
　　　　2:20 van desde el chestrahedro a la forma de cáliz o campana al girar en el agua).

Frecuencia, energía y sanación

- Nicolas Tesla, libros, conferencias, y You Tubes.
- Sanación cuántica (Quantum Healing) por Deepak Chopra
- Dr. Bruce Lipton: La biología de la creencia* y varias conferencias (The Biology of Belief) *
- Manos de luz (Hands of Light) por Barbara Ann Brennan
- Dan Winter, You Tube conferencias
- www.HeartMath.com
- Dr. Joe Dispensa: Tú eres el Placebo (You are the Placebo),
  varias conferencias y estudios*
- El poder del ahora (The Power of Now) *por Eckhart Tolle
- Nassin Haramein: Físico: varias conferencias
- El universo holográfico (The Holographic Universe) por Michael Talbot
- Los 12 pasos a seguir de AA
- Masaru Emoto: Estudios sobre el agua
- Eric Rankin: www.SonicGeometry.com   https://youtu.be/FY74AFQl2qQ
- Geométrica Sónica: El idioma de frecuencia y forma, Parte 1 y 2
- Para complementar información mirar CYMATICS: Science vs. Music by Niguel Stanford you tube (él explica como la vibración, frecuencia con arena, agua, fuego incluso la electricidad responden a los sonidos).

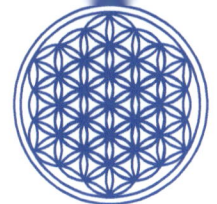

La arqueología antigua, la Cábala y otras antiguas enseñanzas de sabiduría

- La esencia espiritual del hombre (The Spiritual Essence of Man), Master Choa Kok Sui (The 13 Point Kabbalah) Gracias Master Choa Kok Sui
- Los antiguos secretos de la flor de la vida vol.1 y 2 (The Ancient Secrets of the Flower of Life) vol.1 y 2 por Drunvalo Melchizedek
- Michael Tellinger y Graham Hancock arqueología antigua, YouTube
- Escuela Egipcia de Misterio, varios You Tube y conferencias
- Fantasma de Nicolas Tesla (Nicolas Tesla's Ghost), Canal de YouTube
- Bright Insight: You Tube lecturas por el investigador Jimmy

Pensamiento oriental y cambio de paradigma

- Autobiografía de un yogui (Autobiography of a Yogi) y La búsqueda eterna del hombre. (Man's Eternal Quest) Beca Self Realization: varios y numerosos otros libros y conferencias * por Parmahansa Yogananda
- Tibetan Buddhism (especialmente Dzogchen Yoga)
- El libro tibetano de la vida y la muerte (The Tibetan Book of Living and Dying)*
  by Sogyal Rinpoche),
- Greg Braden: La matriz divina (The Divine Matrix), You Tube: Los 7 Espejos Esenios *, varias otras conferencias
- Libros de la serie Anastasia y cedro resonante (Anastasia and The Ringing Cedar) Series books 1-4 por Vladimir Megre
- Walter Russell: increíbles dibujos y cuadros que representan los secretos del universo.
- 20 años de tutoría con Monje Bro. Turiyananda de SRF (de Parmahansa Yoganaada)
- Sri Ramana Maharshi

. Otros: incluye películas, sitios web, conferencias, etc.
- Wingmakers, sitio web www.wingmakers.com
- Avatar (la película de James Cameron)
- El juego (The Game) (película con Michael Douglas y Sean Penn)
- Trilogía de Matrix, V por Vendetta y Cloud Atlas films por The Wachowskis
- www.suspiciousobservers.org
- https://youtu.be/Fbyc9JW3vtk Randy Powell: Introducción a las matemáticas del Vortice Parte 1 de 2

- mi propio guía interior, intuición y sueños lúcidos.
- Cultura mexicana: conducida para abrir el corazón.
- A mi familia, amigos y conocidos que me dieron la oportunidad de descubrir, practicar e implementar esas realizaciones que despertaron y continúan despertándo a mi Ser más verdadero. Me ayudaron en mi camino, para convertirme en una mejor persona.

Nota del autor: No hay números de página exactos que pueda especificar, ya que cada libro y conferencia en su contexto respectivo, junto con mi estado mental y el momento de la lectura han cambiado y evolucionado. No es adecuado y no haría justicia a estas valiosas obras para separar cualquiera de sus partes; Disminuiría el significado del conjunto.

Agradecimientos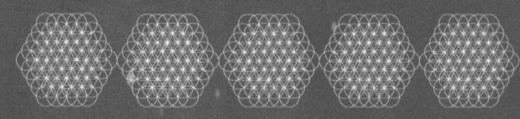

Para aquellos que trabajaron en el libro...
En primer lugar, me gustaría agradecer a Jorge Luis Monteverde Torres por su destacada contribución; el diseño gráfico, los diagramas, su experiencia y ayuda con el diseño agregaron inmensamente a este proyecto. También editó la versión en español y contribuyó a editar la versión en inglés. La dedicación personal de Jorge en busca de su propia verdad se fusionó con su vida profesional. Él se hizo un ejemplo viviente. Sus esfuerzos y entusiasmo sinceros agregaron un dominio a este proyecto y lo hicieron más mágico. Realmente me sentí bendecida y privilegiada de que una persona como un ángel me ayudó con este libro, un trabajo de amor.

Agradecemos a Tom Berridge por ser uno de los primeros editores y nos hizo avanzar en la dirección correcta. Muchas gracias a Claude Vogel por su fotografía y a su esposa Celia Vasquez por su amistad y apoyo duraderos. Claudia Kane fue de gran ayuda para editar partes de la versión en inglés, lo que contribuyó enormemente a la versión en español. Su constante apoyo y aliento altamente apreciado. No podría haberlo completado sin ella.

Para la familia y más amigos ...
Mientras veo a los pequeños crecer y ver el mundo tal como es, me doy cuenta que es imperativo y que cada uno tenemos que dirigir nuestra madurez emocional y nuestra responsabilidad con nosotros mismos y con la comunidad. A medida que evolucionamos y alimentamos el yo que habita en el interarior, estamos capacitados para manifestar nuestra mejores cualidades. Así que a TODOS los niños... ¡Gracias!. Su inspiración combinada me motiva para cumplir este compromiso. Que todos los niños, incluido el niño de cada adulto, encuentren algo de consuelo y respuestas en este libro que lo ayuden con el viaje al Ser, descubriendo que Dios habita dentro de usted como usted.

Ninguna obra de arte es posible sin el amor y el apoyo de familiares y amigos.
Un agradecimiento especial a Azia Coffman H. y Luis Arroyo por estar AQUÍ durante este esfuerzo y por su inestimable amor y apoyo día a día. Coy Coffman H., te agradezco por tu diligencia y amor. Usted "nunca se da por vencida y me inspira a hacer lo mismo". Un agradecimiento especial a Marc Hayles Dunn y Suzanne Demas por mostrarme que sabiendo algo intelectualmente sin el importante conocimiento emocional agregado (que muchas veces es enterrado); es eludir una de las partes interconectadas más poderosas de lo que somos; la parte que nos permite realmente "mover la montaña". Gracias por profundizar... le da a este libro más "columna vertebral". Mil gracias a familiares y amigos cercanos y lejanos, pero siempre en el corazón: Erik y Marla Caesar, Bert Hayles, Becky Silva, Tom Stanberry, Mary Vernieu, Ross Vail, Eleanor Andrews, Susan Carol, Octavio López, Cynthia Torres, Jessica Flood, Nick Papadopoulos, Cathy Buchanan, Howard Ekman, Tina Allen y el Hermano Turiyananda. También un enorme agradecimiento al propietario y al personal del Valle de la Paz en Valle de Bravo por crear un lugar extraordinario. Dieter le Noir y Yolanda Juárez de Real, por sus ejemplos cotidianos de vida que me han inspirado a "recorrer la distancia" y por otros quienes han creado el Valle de la Paz. Por último (y en primer lugar) una profunda reverencia humilde para el apoyo constante, las bendiciones y el amor de Paramahansa Yogananda y Sri Yukteswar Giri.

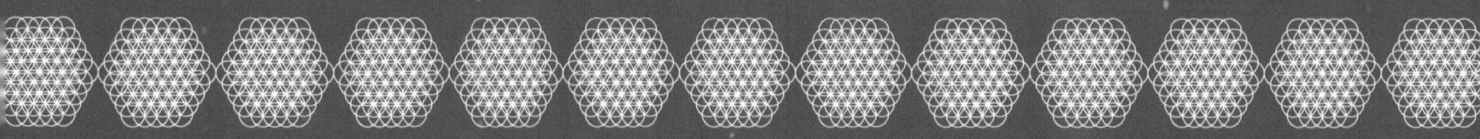

Acerca del Autor

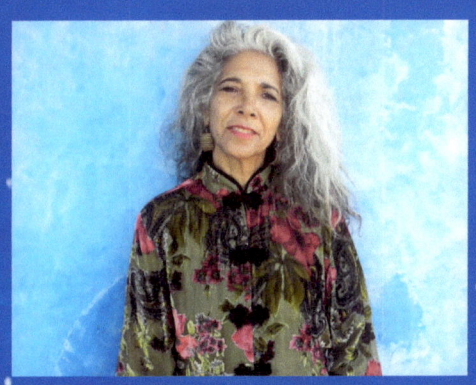

Nanette E. Hayles es educadora, autora y artista autodidacta. Ella reside en un pequeño pueblo en México. Está dedicada al autoconocimiento que alienta y valida las propias experiencias únicas como una forma individual de autor-realización. Además de nuestro propio respeto por nuestros viajes únicos hacia nosotros mismos, también debemos extender la misma cortesía y respeto hacia los demás y sus caminos. Eventualmente, estos viajes nos llevarán a todos al mismo descubrimiento y paz interior... que somos TODAS las versiones únicas de la misma Verdad.

Este libro es parte de la serie "Matisse and SeeMore WOW" y está dedicado a estos mismos objetivos. "GUAU del Corazón" es el primer libro y se trata de meditación y es bilingüe. "GUAU del Cuerpo Mágico" es el segundo libro y está disponible tanto en inglés como en español. El tercer libro será lanzado en 2021.

Los "niños" de todas las edades nunca son demasiado jóvenes o demasiado viejos para despertar y fortalecer la propia divinidad al cuestionar, buscar y validar nuestras experiencias únicas. Cuando nos conocemos a nosotros mismos, nos curamos a nosotros mismos y cuando nos sanamos, nos curamos colectivamente unos a otros y a nuestro mundo.

El libro 3 llegará en 2021 ... esta vez un cuento mágico.

"Cuando el poder del amor supere al amor del poder,
el mundo conocerá la paz".

Jimi Hendrix

"Si pudiéramos leer la historia secreta de nuestros enemigos,
encontraríamos suficiente tristeza y sufrimiento para desarmar
toda nuestra hostilidad".

Henry Longfellow

Acerca del arte

Arte Original "El cuerpo mágico" por: Nanette E. Hayles. **Diagramas y manipulación de imágenes:** Jorge Luis Monteverde Torres con Nanette E. Hayles. **Crédito de fotos:** Claude Vogel.

Fecha: 2013-2016   **Medida:** 4 'x 8' (122 cm x 244 cm)   **Medio:** Óleo sobre madera

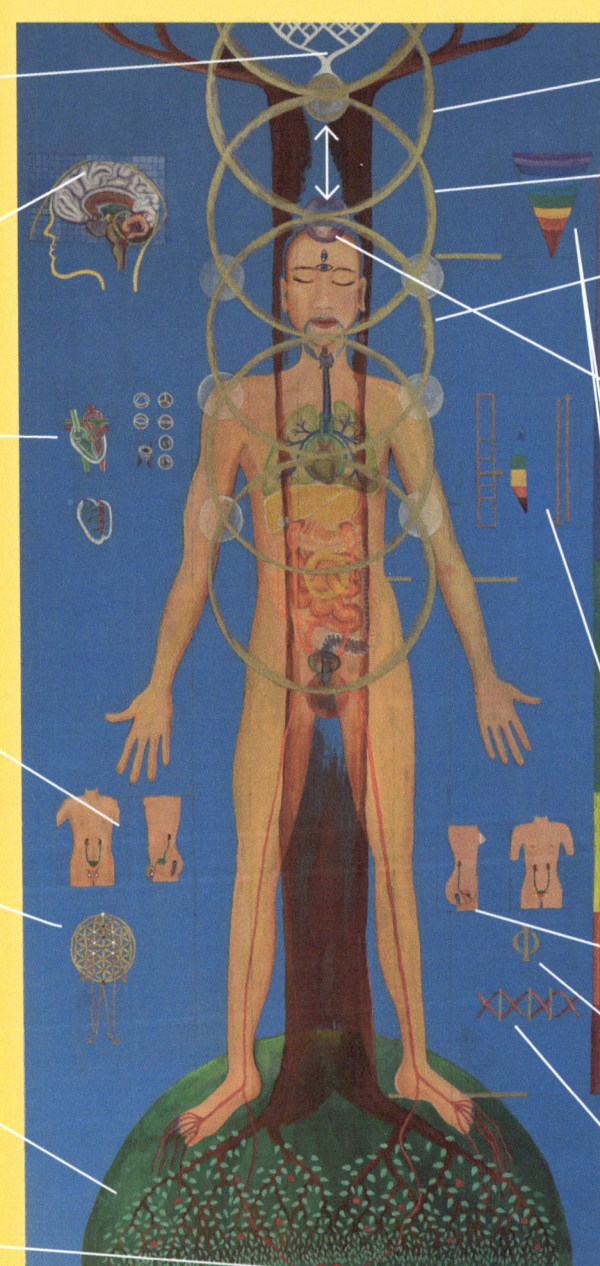

1. Raíz / Dios / Primera fuente.
2. El cerebro (vista lateral) sigue la forma básica de Fibonacci en espiral y secuencia.
3. El corazón con los vórtices y las válvulas.
4. Forma humana masculina.
5. Kabbalah y los Sephiroth (13) superpuestos sobre el símbolo de La Flor de la Vida.
6. Las ramas de los árboles y hojas son fractales.
7. Corazón (pulso) del centro de la Madre Tierra.

1. Cinco anillos/esferas de oro (interiores) del patrón Flor de la Vida = mundo 3D del reino material. El sexto anillo/esfera= asención al siguiente reino (astral).
2. Espacio entre el globo dorado y el globo violeta= el campo etérico que tienen los planos mentales, emocionales y espirituales de usted.
3. La frecuencia y las emociones.
4. Espectro: visible e invisible (electromagnético).
5. Forma humana femenina.
6. PHI (símbolo Griego).
7. La cadena de ADN y proporción del PHI. La barra de arco iris de 2 metros= la longitud total de una cadena de ADN completa.

Esta pieza de arte fue concebida para ser lo más amigable posible para el usuario, lo que logra el estilo de arte Naïve. La esperanza era crear una atmósfera de diversión y curiosidad al ver la forma humana. Casi todos los temas cubiertos en el libro están en esta imagen artística de cuatro pies por ocho pies. Todas las demás imágenes de arte son de "GUAU del Corazón", y otras series de arte hechas por el autor con el crédito fotográfico de Howard Ekman.

El otro 80 -90% es GUAU

Llegar a todo este camino, descender para formar, experimentar la VIDA... y no desafiar ni recorrer la distancia y buscar dentro... para despertar al menos una parte del 80 a 90% de nuestras mentes y ADN... es como confundir a un bello y precioso diamante con un trozo de vidrio común y tirarlo al mar.

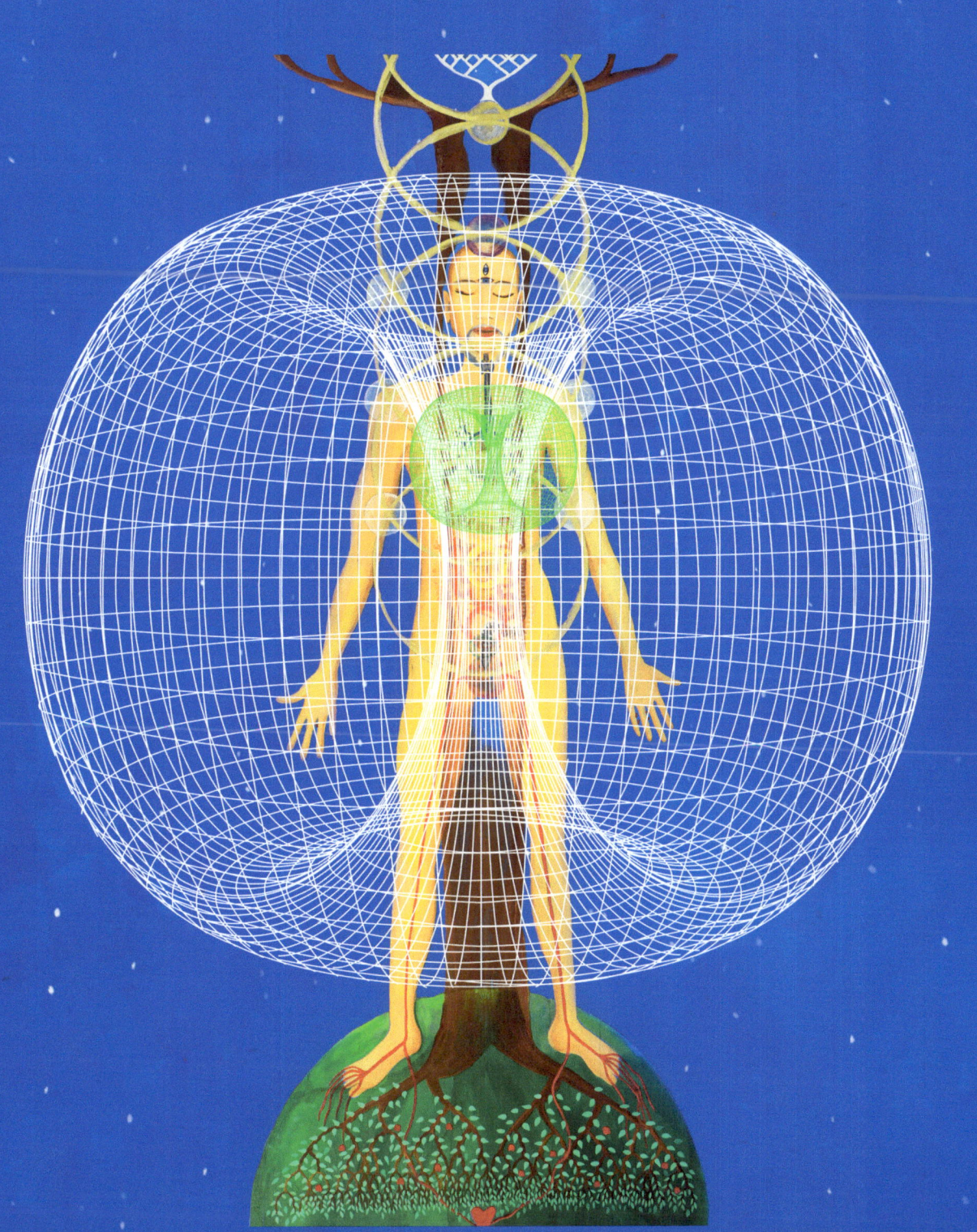

www.ingramcontent.com/pod-product-compliance
Lightning Source LLC
Chambersburg PA
CBHW041432010526
44118CB00002B/54